ポイントマスター！小児眼科・弱視斜視外来ノート

浜松医科大学眼科学教室◎編

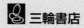
三輪書店

執筆者一覧

▶ 浜松医科大学 眼科学教室

佐藤　美保
彦谷　明子
澤田　麻友
古森　美和
鈴木　寛子

視能訓練士　　稲垣理佐子
　　　　　　　鷲山　　愛
　　　　　　　長谷岡　宗
　　　　　　　新井　慎司

▶ 中東遠総合医療センター 眼科

土屋　陽子

（所属は執筆時）

序

　眼科診療において，小児眼科はどうしても避けて通れない部分です．そうはいっても，乳幼児の診察は，慣れていないと容易ではありません．時間もかかるし，特殊な検査装置も必要です．検査がうまくいくかどうかで，得られる情報もクリニックの評判も変わります．浜松医大では，小児眼科の専門外来を行っていますが，「どうしてこの病院だと子供が泣かないのでしょう？」とか「うちの子はここの眼科に来るのを楽しみにしている」などと言われることがしばしばあります．そう言っていただくためには，実はいくつかのポイントがあるのです．

　大学病院で小児眼科に力を入れているところは決して多くはありません．そのため，浜松医大出身の医師は大学で小児眼科を専門にしていなくても，異動したときに「小児外来を担当してほしい」と依頼されることがあります．本人は自覚していなくても，浜松医大で働いていると，知らず知らずのうちに小児診察のコツを身につけているものです．小児眼科ではまれな先天疾患を診ることがあるため，マスターするには小児に特有な疾患を勉強することが必要です．しかし本当は，診断にいたるまでの検査を行うことのほうが大変なのです．そのような教科書には書かれていないちょっとしたコツやポイントを小児眼科グループと視能訓練士でまとめて，当院を離れる先生，見学に来られた先生，そして新入医局員にお渡ししてきました．

このたび，偶然その手作りの小冊子をご覧になった三輪書店の久瀬幸代さんから，書籍化のご提案をいただきました．小冊子作成からすでに5年が経っていたこと，話し言葉が多く標準的用語ではないものがみられたため，現在のスタッフ一同でほぼ全面的に改訂して作成いたしました．"寝転んで読みながらでも1週間以内に読めること"を目標に作成しています．本書には，浜松医大小児眼科外来のエッセンスが詰め込まれています．小児眼科外来を始めるにあたって，高価な器具は必要ありません．本書に掲載されているもののなかには，スタッフの自作のものもありますし，お手持ちのものを工夫することで小児外来に使えるかもしれません．読んだらぜひ，実践してみてください．診療が楽しくなります．付録として，当院で用いている問診票やさまざまなリーフレットを掲載しております．三輪書店のホームページでダウンロードできますので，ぜひ皆様のクリニックでご活用ください．

　最後に，本書の発行にむけて私たちを励ましてくださいました三輪書店の久瀬幸代さん，母体となる最初の小冊子を執筆してくれた順天堂大学の根岸貴志先生，視能訓練士の山﨑麻衣さん，畑中由美子さん，同僚である浜松医大眼科学教室の先生がた，いつも応援してくださっている堀田喜裕主任教授，そして私たちと一緒に成長した多くの子供さんたちに深謝いたします．

2016年6月

　　　　　　　　　　　　著者を代表して　佐藤美保

CONTENTS

執筆者一覧　ii
序　iii

1 検査に必要な道具を準備しよう (鷲山　愛)　1
明るい環境づくりを　1
固視目標，玩具　2
視力表　4
プリズム　5
遮眼子　6
デジタルカメラ　8

2 小児の発達を知ろう (新井慎司)　11
小児の発達（検査での工夫・ポイント）　11
小児とのコミュニケーション　14
小児の発達特性　17
神経発達症とは　18

3 屈折検査をしよう (新井慎司)　21
屈折検査の目的　21
他覚的屈折検査　22

4 視力検査をしよう (鷲山　愛，稲垣理佐子)　33
成人と小児の違い　33
測定方法　34
視力の種類　39

5 眼科一般検査をしよう (佐藤美保)　49
眼底反射（red reflex）の観察　49
手持ち細隙灯顕微鏡検査　50
眼圧検査　51
眼底検査　52

6　眼位検査をしよう（稲垣理佐子） … 55
　　眼位検査 … 55
　　眼位検査をする前に … 68
　　検査の工夫 … 69
　　最大斜視角の検出 … 70

7　両眼視機能検査をしよう（長谷岡宗） … 73
　　両眼視機能について … 73
　　近見立体視検査 … 75
　　遠見立体視検査 … 82
　　網膜対応検査 … 83
　　プリズムで複視の有無を確認する … 85
　　回旋偏位検査 … 86
　　Cyclophorometer … 91

8　眼鏡を処方しよう（佐藤美保） … 93
　　眼鏡処方の基準 … 93
　　調節麻痺薬 … 96
　　瞳孔間距離の測り方 … 97
　　フレームの選び方 … 97
　　眼鏡の仕上がりの確認 … 99
　　定期検査 … 99
　　療養費の支給対象について … 101

9　弱視の診断をしよう（鈴木寛子） … 103
　　弱視について … 103
　　弱視の分類 … 104
　　弱視と間違われやすい疾患 … 107
　　弱視の診断方法 … 108
　　弱視診断フローチャート … 110

10 弱視の治療をしよう (古森美和) ……………… 111
弱視治療のガイドライン ……………………………… 111
原因別治療の基本 ……………………………………… 117

11 斜視の用語と法則を知ろう (彦谷明子) …… 119
斜　視 ……………………………………………………… 119
眼球運動の法則 ………………………………………… 122
両眼視機能 ……………………………………………… 125
網膜対応 ………………………………………………… 128

12 斜視の治療方針をたてよう (土屋陽子) …… 131
斜視とは ………………………………………………… 131
乳児内斜視 ……………………………………………… 132
調節性内斜視 …………………………………………… 136
間欠性外斜視 …………………………………………… 137
先天上斜筋麻痺 ………………………………………… 143

Q&A 小児の眼科でよくある質問と
　　　その答え方 (澤田麻友, 佐藤美保) ………… 146

付　録
小児問診票…157, 調節麻痺薬による屈折検査（サイプレジン）…160, 調節麻痺薬による屈折検査（アトロピン）…162, 調節麻痺薬による屈折検査（軟膏）…164, アイパッチ訓練…166, アイパッチ日記…168, 輻湊（内寄せ）訓練…169, 手術説明書…171, 図による手術説明書…173, 眼科手術後の注意点…174, 浜松医科大学式 斜視手術セット…176

索　引 ………………………………………………………… 182

イラストカット　尾崎真由美

検査に必要な道具を準備しよう

▶ 明るい環境づくりを

　小児がもつ病院のイメージは…？ "何をされるの？""痛いことをされる""こわい！！"など悪いイメージばかりです．不安や恐怖，緊張でいっぱいですから，明るい環境にして悪いイメージを拭いましょう．

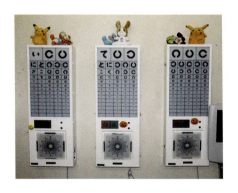

検査室や診察室には，小児の好きなキャラクターの絵や玩具を置くとよいです．笑顔であいさつをすると，小児の緊張や雰囲気が和らぎます．

▶ 固視目標，玩具

近見用（33 cm）と遠見用（5 m）を準備します．

近見用

キャラクターの付いたペンや動くものは小児の興味をひき，固視させるのに便利です．眼位検査だけでなく，固視・追視・眼球運動を見るときにも有効です．

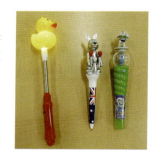

また，キャラクターのクリップを付けた検眼枠を検者が装用すると，両手が使えるため，検査がしやすくなります．

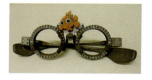

遠見用

ぬいぐるみやキャラクターの絵などを用意しておきます.

音が出る・光る・動くものは，乳幼児の興味をひきます.

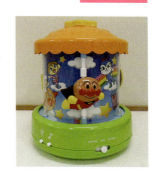

光視標ペンライト

乳幼児や片眼視力不良者に対して，遮閉試験ができない場合，角膜反射を利用して眼位検査（Hirschberg試験・Krimskyプリズム試験）を行います．市販のペンライトでも検査できますが，光が拡散しにくい小さい光源のほうが，角膜反射が観察しやすいです．

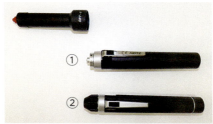

①ポケレチライト（ORT-Y）．ヘッド部分をつければ，レチノスコープとしても使用可能です．
②ペンライト．ペンライト部分にキャップをつけて赤い固視目標として使用できます．

▶ 視力表

　成人では字づまり視力表，小児では字ひとつ視力表を使用します．

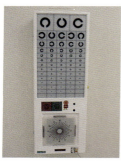 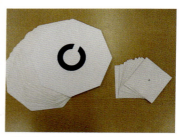

字づまり視力表　　字ひとつ視力表（遠見用・近見用）

　成人は，字づまり視力と字ひとつ視力の視力差がありませんが，小児では差が出ると報告されています（読み分け困難）．

　遠見用と近見用の字ひとつ視力表を用意しておきましょう．

　学童期になれば，字づまり視力表で検査が可能となります．

point

診察室にも近見用字ひとつ視力表を置いておきましょう！検査室では集中できなかった場合でも，診察室では上手にできる場合があります．今なら測れるかもしれないと思ったときがチャンスです．

▶ プリズム

プリズムには,バー(棒)プリズムとブロック(角)プリズムがあります.それぞれの特徴があるため,使い分けると便利です.

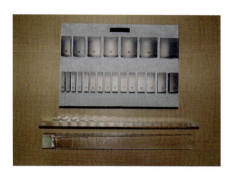

バー(棒)プリズム

水平は 1 ～ 45⊿,垂直は 1 ～ 25⊿まで測定できます.一本のバーにプリズムが連続しているため,容易にプリズム度を変化させることができ,水平と垂直プリズムをあわせて測定するのに便利です.プリズムの長さが 30 cm と長いため,乳幼児は顔の前に装用すると嫌がったり,お腹につかえたりします.

バープリズムを用いての検査では,プリズムの境目が視線に入らないように持ちます.水平バープリズム

は平らな面を，垂直バープリズムは凹凸面を小児の顔側に向けて使用します．

ブロック（角）プリズム

　1〜50Δまで測定できます．51Δ以上の斜視角であれば，左右眼に分けて測定します．プリズムを同じ方向に重ねてはいけません．乳幼児はバープリズムを当てると嫌がることがありますが，ブロックプリズムでは角膜反射が見やすいため，瞬時に測定できます．プリズムを一つずつ持ち替えて測定するため，時間がかかりますが，見える範囲が広いため角膜反射が見やすくなります．

▶ 遮眼子

黒遮眼子

　一般的に用いる遮閉板です．完全遮閉ができます．

半透明遮眼子

　交代性上斜位，間欠性斜視の検査時に有用です．検者は，遮閉下の眼の状態を見ることができます．小児からは調節視標は見えませんが，光視標は見えることがあるので，注意してください．

赤フィルタ

片眼に装用して光視標を見せることで，複視の有無・複視の位置を確認できます．

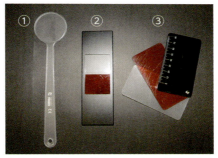

①半透明遮眼子，②・③遮閉板，半透明遮眼子，赤フィルタの3種類の遮眼子が備わっています．

point

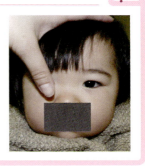

小児は目の前で遮閉をすると嫌がります．頭の上から指で遮閉することで，スムーズに検査ができることもあります．
遮眼子は眼科検査専用のものもありますが，下敷きや厚紙などで手作りしても使えます．

▶ デジタルカメラ

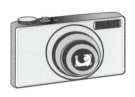

斜視,頭位異常,眼瞼下垂などを写真で記録します.フラッシュを使用して,角膜反射が写るように撮影すると斜視角がわかりやすいです.

さらに,動画モードがあれば眼振,暗所撮影モードがあれば暗所での瞳孔状態もそれぞれ記録可能です.

●まとめ

小児は長時間の検査は苦手です.しかし,なるべく多くの検査結果を引き出したいものです.検者が緊張すると,緊張は小児に伝わります.検査に夢中になり無言で行わないよう,声をかけると安心するようです.

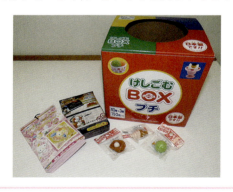

当院では,シールや消しゴムなどを用意し,上手にできた小児にはご褒美をあげています.嫌な検査が少しでも楽しくなるように工夫し,眼科に来ることを楽しみにしてもらえたらと思います.

point お母さんにも協力してもらおう!

子どもはお母さんが大好きです.お母さんが近くにいないと不安になる子どももいます.検査に消極的であれば,先にお母さんと楽しく検査をしている様子を見せることで,こわくないものだとわかり,意欲的になってくれることがあります.

少し年齢が上がると,お母さんには待合室で待ってもらいます.子どもには「上手に検査ができたら,お母さんに言いに行こう!」と提案し,検査後には一緒に報告に行きます.上手にできたことを伝えると,褒められた子どもは得意げ,お母さんもとても喜びますよ!

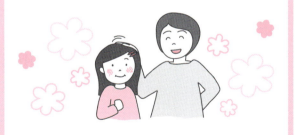

小児の発達を知ろう

▶ 小児の発達(検査での工夫・ポイント)

　ここでは,小児の行動の特徴やそれに合わせた検査の工夫などについて解説します.

乳児(0〜1歳代)における行動の特徴と検査の工夫
- 首がふらふら動く.
- ビックリすると泣く(特に大きな音や強い光).
- 顔を触ると嫌がる.
- 何かに興味を示すとほかのことを忘れる.触ろうとする.
- 親に抱っこされると安心する.
- じっと見つめる.
- 何か音を出すと注目する.
  ➡ 小児の反応を見て,できる検査から行うようにしましょう.

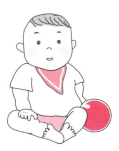

point 『嫌悪反応』の確認

片眼ずつ隠したときの反応の違いで，視力に左右差はないか推測します．顔を触るのは嫌がるので，"親や人形にアイパッチを貼っているのを見せて興味をもたせる" "アイパッチに好きそうなシールを貼る" "親の手やハンカチで小児の眼を隠す" などを試してください．

幼児（2歳～就学前）における行動の特徴と検査の工夫

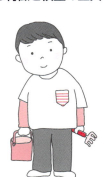

- 自覚的応答が得られ，さまざまな検査が行えるようになってくるが，自我が芽生え，性格が表れてくる．
- 極端に恥ずかしがる．
  ➡笑顔で話しかけましょう．
- 知らないことはこわがる．こわくない場所だと理解できると泣き止むことが多い．
  ➡検査の説明は省かず，簡単なわかりやすい言葉で説明しましょう．
- ご褒美の意味がわかる．
  ➡検査に飽きたときに，「終わったらシールあげるよ！」などと声をかけ，やる気を出させます．

point

検査を理解できているか観察しましょう.「わかった?」と聞くと,たいてい「わかった!」と答えます.小児の言うことをそのまま信じず,総合的に判断しましょう.

point

近くの物を,見たり触ったりすることが多いです.近くがどの程度見えているか把握しましょう.

学童期(小学校入学〜)における行動の特徴と検査の工夫

- 痛みを伴わなければ,ほとんどの検査ができる.
  - ➡ うまくいかないときは,コミュニケーションを取りながら行います.
- 検査が1人でできるようになる.
  - ➡ 検査が上手にできたら,親に報告して褒めてもらいましょう.得意気になり,次の来院につながります.

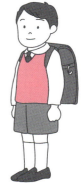

- 心因性視覚障害，学習障害がでてくる．
  ➡視力値だけでなく，読み書き能力の把握や学校で困っていることなどはないかを聞いてみましょう．

point

検査に非協力的なときは"なぜ自分が検査をしなければいけないのか"，"とても大切な検査である"ことを説明し，認識させましょう．

point

1日のほとんどを学校で過ごしています．授業や行事で困ることはないかなど，学校生活をメインに考えましょう．

▶ 小児とのコミュニケーション

　各年代における行動の特徴，検査の工夫について説明してきましたが，小児はどの年齢であっても，はじめて会う大人には萎縮するものです．たとえ人見知りをしない小児であっても"この人はどういう人なのだろう？"と警戒心を抱くものです．まずはそのような緊張感や警戒心を取り払うことが大切です．

小児によっては慣れるまで時間はかかりますが，まずは笑顔で接します．母親の膝の上で検査するのもよいでしょう．「○○ちゃん，いくつ？」など愛称で話しかけ，検査が上手にできたときには「上手にできたね」と褒めると積極的に検査に協力してくれることもあります．

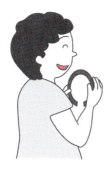
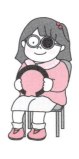

病院を嫌なところだと思わせないようにするのも大切です．検査で悪いイメージを与えてしまうと，診察もできなくなります．一度ですべての検査を終わらせる必要はありません．休憩をとりながら行ったり，「今日はここまでできたから，次はもっと頑張ろう！」と目標を立てたりして，次回の検査につなげるのもよいでしょう．"検査は楽しい！"と思わせて，笑顔で帰ってもらうような工夫を心がけましょう．

小児の発達は,年齢で区切れるものではありません.3歳を過ぎてもランドルト環で検査ができない小児,2歳であってもオートレフラクトメータに顔をのせ検査ができる小児など,さまざまです.それぞれの小児に合わせ,適切な検査やその順序を常に考えながら検査を進めていくことが大切です.

point

小児はとても素直です.そしてこちらが考える以上に理解しています.検者の態度,表情,言葉などで検査に対する印象は変わるものです.言うことを聞いてくれない焦りや自分の不甲斐なさを感じることは多々ありますが,小児に対してそれを向けることは絶対にしてはならないことです.
一緒に成長していきましょう!

point

右ページに,小児の発達特性を視機能・形態の発達,行動の発達に分け年齢別にまとめてあります.どの年代で何が正常なのか把握したうえで,検査にのぞみましょう.

▶ 小児の発達特性

	可能な検査	視機能・形態の発達	行動の発達
誕生	↑	対光反射	
6〜8週		両眼固視,共同運動出現	
3ヵ月		中心窩発達	首すわり 見えるものに対して微笑む
	固視 追視 嫌悪反応	視力 (0.05)	視線をそらすと探す
4ヵ月		追視,意図的固視	寝返り
6ヵ月	PL (選好注視法)	融像安定,良好な調節 安定した輻湊 視力 (0.1)	ものを手で握る おすわり 親の顔を認識 人見知り
9〜10ヵ月 1歳		良好な融像運動	大人のまねを始める
	Lang stereo test ↓	視力 (0.2)〜(0.3)	手と眼でものを探す
2歳	絵視標 Stereo Fly Test	調節・輻湊のつながり 視力 (0.6)	独立歩行 異なる形の区別
3歳	オートレフラクトメータ測定 ランドルト環 (字ひとつ)	中心窩完成	簡単な会話
4歳		視力 (1.0)	他者の認知
6〜7歳	ランドルト環 (字づまり)	両眼視機能の完成	
8〜9歳		読み分け困難消失	

▶ 神経発達症とは

　神経発達症は大きく分けて，自閉スペクトラム症（ASD），注意欠如多動症（ADHD），知的能力障害，限局性学習障害の4つに分類されます．特徴として，ASDは対人関係・コミュニケーションの問題，パターン化した行動やこだわりがあり，ADHDは集中できない，多動，多弁，衝動的に行動するなどがあります．知的能力障害は言葉や理解力に遅れがあり，日常生活に継続的な支援を必要とすることが多いです．限局性学習障害は読む，書く，計算など特定の能力が，全体的な知的発達に比べ苦手とされています．

神経発達症の種類	特徴
自閉スペクトラム症（ASD）	・対人関係やコミュニケーションの問題 ・パターン化した行動 ・こだわり
注意欠如多動症（ADHD）	・集中できない ・多動，多弁 ・衝動的に行動する
知的能力障害	・言葉や理解力に遅れがある
限局性学習障害	・読む，書く，計算などが苦手

特に眼科疾患で対象となるのは学習障害で，心因性視覚障害（p.46参照）や原因不明の視力低下，機能弱視との鑑別が必要です．また，外来にはASDやADHDの小児も検査に訪れるため，その特徴と検査をするうえでの対処法については理解する必要があります．

> ### point 検査のコツ
>
> 神経発達症の小児は，上記で述べた通りさまざまな特徴があります．しかし個人差があるため，それぞれの小児に合わせ工夫しなければなりません．以下のポイントをおさえましょう．
>
> - 集中力が散漫なら，「今日は，○○と○○をやるよ！」とあらかじめ検査の内容を説明し，ゴールを示してあげるとよいです．言葉で理解しにくいようであれば，検査の様子や使用する機器の絵を見せて説明しましょう．
> - 親に日常生活や学校生活で不自由していることはないか問診をとる，外来に教科書などを用意しておき，実際に読み書き能力がどの程度なのか把握することなども大切です．
> - 診察を行い理屈に合わない所見があれば，ランドルト環にこだわらず，ひらがなや数字の視標，森実式ドットカードなど，いろいろな検査を試してみてください．

屈折検査をしよう

　屈折検査には，自覚的検査と他覚的検査があります．ランドルト環と矯正レンズを用いた自覚的検査は，3歳以降で可能となります．詳しくは p.33「視力検査をしよう」を参照してください．ここでは他覚的屈折検査について説明します．

▶屈折検査の目的

　小児の他覚的屈折検査の目的は，斜視や弱視の原因となるような屈折異常の有無を知ることです．特に調節麻痺薬を用いた屈折検査は，屈折異常弱視，不同視弱視，内斜視の診断・治療には不可欠です．視力検査と同様に，小児の屈折の特徴や正常な屈折度数の目安を知り，理解して行う必要があります．

▶他覚的屈折検査

検影法

　検影法はレチノスコープで眼に光を入れて動かし，瞳孔内の光影の動きや暗さを観察します．眼底からの光影が認められない場合は，眼底や中間透光体の異常，強度の屈折異常が疑われます．

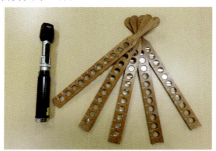

必要な器具はこれだけ！

　検査距離は 50 cm です．慣れないうちは検影器に紐などを付け，距離を間違えないよう工夫しましょう．また，小児の視線を遮らないよう注意します．

　検影法は据え置き型のオートレフラクトメータのような頭位の固定が不要で，遠くを見させることができれば調節の介入（器械近視）も少ないです．測定精度は高いですが，熟練を要する検査です．

検影器から出ている光が開散光か収束光かによって、解釈が逆になります。どちらの光が出ているかを確認してから検査にのぞみましょう。ここでは、開散光を用いたときの検査方法および結果の解釈について説明します。

●検査方法

■度数の決定（検査距離 50 cm で行った場合）

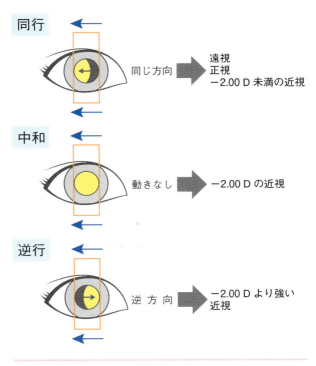

光を当てたときの光影が，
- 同行➡遠視，正視，－2.00 D 未満の近視
- 中和➡－2.00 D の近視
- 逆行➡－2.00 D より強い近視

となります．

同行ならば＋(凸)レンズ，逆行ならば－(凹)レンズの板付きレンズを当て，度数を変えていき，中和点を求めます．

■ 結果の解釈

①光を縦にして横振りをし，水平方向の屈折度数を求めます．

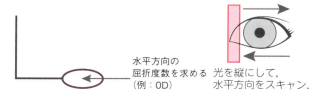

②光を横にして縦振りをし，垂直方向の屈折度数を求めます．

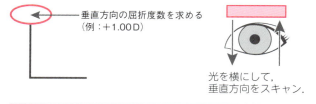

③上の①,②から得られた屈折度数を,

中和した度数(D)−1/検査距離(m)

に当てはめ計算します.

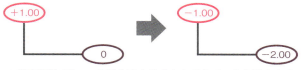

※検査距離 50 cm の場合は 1/0.5 となるため,2 を引きます.

④それぞれ求められた屈折度数をレンズ式に直します.

A）球面度数の決定

2つの屈折度数を求めたら,+よりの値を球面度数とします.

−1.00 D⌒cyl ○○ Ax ○○ (cyl：乱視度数,Ax：乱視軸)

B）乱視度数の決定

乱視度数は直交する経線での屈折度数の差なので,−よりの度数から+よりの度数を引くことによって求められます.

−2.00−(−1.00)=−1.00
−1.00 D⌒cyl−1.00 D Ax ○○

C）乱視軸の決定

　乱視は軸と直交した角度に度数が入ります．上記では，水平方向（180°）に乱視度数が入っているため軸は90°となります．

> －1.00 D◯cyl－1.00 D Ax 90°

　以上で，レンズ式が求められます．

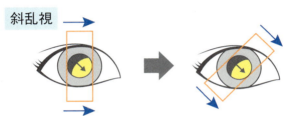

斜乱視があると上図のように光影が斜めに動きます．この場合は，影が動く方向に対して光を垂直にして検査を行います．その後，光を90°回転させ，直交する経線の屈折度数を求めます．

point

大まかな屈折，左右差を見るだけでも大変有効です．眼鏡に＋2.00 Dのレンズを当て中和すれば，度数が合っていると確認できます．用意しておくとよいでしょう．

オートレフラクトメータ
1）据え置き型

3歳以上であれば，多くの小児で測定が可能です．測定は，顔の固定・固視が必要なので，「風船の色が変わるかもしれないからよく見てて！」など興味をひくとよいでしょう．

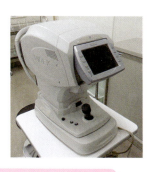

point

小児は調節が介入しやすいため，瞳孔径や屈折度数が変動することがあります．ただ検査を行うのではなく，眼の状態やデータを観察しましょう．

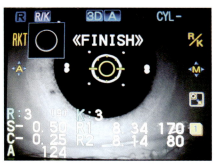

リングは正円？　楕円？　歪みは？？
乱視や角膜状態の参考になります．

また，小児はゴールが見えるとがんばれることが多いので，「10個数える間だけじーっと見てようか」など声かけすると測定できることが多いです．

　機器に顔が届かない場合は，親に抱っこしてもらう，椅子の上に正座する，立ったまま測定するなどの工夫をします．

2）据え置き型（両眼開放）

　両眼開放のため調節の介入が少なく，遠方視での屈折度数を測定できることが利点です．

　また，視標を小児の好きなものや玩具にできるため，気をひきやすいです．

　小児では少ないですが，斜位近視を評価するのに有効です．

3）手持ち型

　顔の固定が不要なので，乳児でも検査が可能です．機器や顔の傾きで乱視軸の値が変化するので注意が必要です．その他の検査との整合性を確認しましょう．

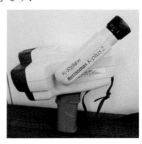

額当てが備わっているので,適切に使用し,眼の正面から測定するよう心がけましょう.

> **point**
>
> 測定するには,機器を顔に近づけなければなりません.いきなり行うと泣いてしまうので,親に最初に覗いてもらうなど協力してもらいましょう.また,寝ているときに測定することもできます.

4) フォトスクリーナー

　生後6ヵ月以上から測定可能で,両眼開放,離れたところから短時間に屈折異常と眼位のスクリーニングが可能な装置が3歳児健診を中心に普及しつつあります.異常な場合には,眼科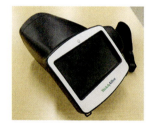
受診を推奨するコメントが表示されます.ただし,屈折検査可能な範囲が±7.5 Dと従来の屈折検査装置より狭いです.

調節麻痺薬

　小児は調節力が強いため，オートレフラクトメータなどの屈折度数が正確とは限りません．調節麻痺薬を使用することにより，真の屈折異常を検出することができます．検査の際は，家族に検査の目的・作用・副作用について書いた説明書を渡します（付録参照）．

調節麻痺薬の効果・副作用

	麻痺効果	効果最大	持続時間	副作用
アトロピン	完全麻痺	5日	3週間	発熱，顔面紅潮，口渇，興奮，心悸亢進，眼圧上昇，頭痛，悪心・嘔吐，便秘
シクロペントラート	不完全麻痺 0〜1.50D残る（アトロピン値と比べて）	1〜2時間	2日間	幻覚，一過性の運動失調，興奮，傾眠，ふらつき

　市販されているアトロピンは1％なので，副作用減少のために乳幼児には生理食塩水で0.5％に希釈して使用します．内斜視のない学童には，シクロペントラートを使用することが多いです．

●**調節麻痺薬を使用した実症例**

　調節麻痺薬使用前後でどの程度屈折度数に違いがあるのか，実例を示します．

1例目は球面の度数にばらつきがあり，調節が介入していることが予想されます．実際に調節麻痺薬を用いると遠視が検出されています．

調節麻痺前

+3.25 D C −0.75 D A 161° 9
+4.25 D C −0.75 D A 168° 8
+5.50 D C −0.50 D A 149° 7
+2.00 D C −0.50 D A 157° 9
+3.75 D C −0.75 D A 166° 8

調節麻痺後

+6.25 D C −0.50 D A 163° 9
+6.25 D C −0.50 D A 165° 9
+6.25 D C −0.75 D A 167° 9

2例目は一見すると安定した結果に思えますが，調節麻痺後は遠視が検出されました．

調節麻痺前

−0.50 D C −0.25 D A 150° 9
−1.00 D C −0.50 D A 151° 9
−1.00 D C −0.50 D A 160° 9

調節麻痺後

+5.00 D C −0.50 D A 142° 9
+5.00 D C −0.50 D A 146° 9
+5.00 D C −0.50 D A 142° 9

この症例は矯正視力が遠近とも (0.6) だったため,調節麻痺薬を使用し,精査することとなりました.

"屈折度数は近視だし信頼性も高い.まだ年齢が低いからうまく検査ができなかったのかな？？"とは思わずに,視力が出にくいと思ったら,調節麻痺薬を用いて屈折度数を確認してみましょう！

point

調節麻痺薬使用前の屈折度数と裸眼視力に乖離がある場合,過剰な調節が介入している可能性があります.屈折度数から想定される裸眼視力も,頭に入れておきましょう.

point

強度の屈折異常や不同視があった場合は,IOLマスター®で眼軸長を計測しておくと参考になります.

視力検査をしよう

▶ 成人と小児の違い

視力検査は，成人では眼疾患による視力低下や眼鏡作成のために行いますが，小児では年齢相当の視力発達の程度を検査します．自覚的応答が頼りの検査ですので，言葉で説明できる成人と違って小児では明確な返答が期待できません．短時間で最大限の情報を得るために，各小児に合った方法を考えて行いましょう．

point

発達過程にある小児では，最良視力値が年齢によって違います．（1.0）以上の視標が見えなくても，視力の左右差の有無を確認できるとよいでしょう．片眼の視力不良は何かしらの原因があることが考えられます．

▶測定方法

選好注視法:縞視力(Teller Acuity Cards®)

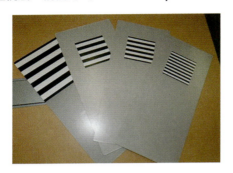

- 検査対象:乳幼児
- 検査距離:38 cm・55 cm・84 cm

　無地と縞模様を同時に見せたとき,縞模様を見るという特性を利用しています.検者は縞のある方向を知らずに測定することで,先入観をもたずに行えます.視力は,距離と縞模様の太さから換算します.まず,小児に威圧感を与えない自然状態の両眼から測定し,その後片眼ずつで行います.

　初めての場合は,見えやすい眼から測定すると検査に協力してくれることがあります.

・4・
視力検査を
しよう

> **point** 視力検査ができなかったり,
> 嫌がる場合は…
>
> 対光反応の有無,固視・追視状態,嫌悪反応の有無を検査します.
> 小児が好む玩具があれば,視力検査の道具がないときでも行えます.

Dot visual acuity test(森実式ドットカード)

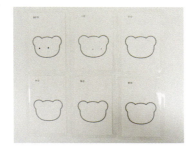

- 適応年齢:2歳頃〜
- 検査距離:30 cm

　うさぎやくまの目の場所を問う検査です.目が描かれていないカードと描かれているカードを同時に示して目があるほうを選ばせたり,目のある場所を指さしてもらいますが,小児の指さしが曖昧で,正答しているか迷うことがあります.

point 「眼鏡は，いや！」そんなとき…どうする？

はじめての眼鏡であったり，検査に不安のある小児は，検眼枠をかけてくれません．そのようなときは，お母さんも一緒に眼鏡をかけてもらう，アイパッチに変更する，お母さんの手で遮閉してもらう

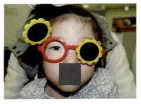

「この眼鏡だったら，可愛いから検査してもいいよ！」

などの工夫をしてみると，検査ができることがあります．
"眼鏡にする？ アイパッチにする？"など，遮閉しないという選択肢は与えず，小児に遮閉方法を選択してもらうのもよいでしょう．

絵視標

- 適応年齢：2歳頃〜
- 検査距離：5m

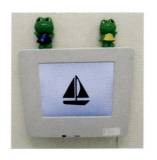

とり・ひこうき・ヨット・くるま，など，単純な形が理解できれば行えます．

単語が言えない小児でも，呈示する視標を手元に

用意し,「同じ形はどれ？」「いっしょはどれかな？」と問いかけることで,同じものを指さして測定できます.

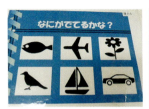
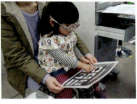

5 m で測定できない場合でも,2.5 m まで近づくとできることがあります.その場合,視力値を 1/2 に換算します.

point

一人ひとりが違う表現をします."とり"を「ぴよぴよ」や"ヨット"を「さんかく」と答えることもあります.言い方は直さずに,自由な言葉で答えてもらいます.

字ひとつ視力検査：ランドルト環

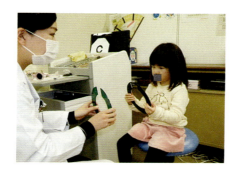

- 適応年齢：3歳頃〜
- 検査距離：30 cm・5 m

　3歳に近づくと，ランドルト環による視力検査ができるようになります．

　はじめて行う場合は，ランドルト環型のハンドルを持ち，検者と同じ方向に合わせる方法で行います．検者もランドルト環型ハンドルを持ち説明すると，理解しやすいようです．

　左右は間違えやすいため，まず上下が理解できるかを確認しましょう．その後，左右も理解できていれば，徐々に視標を遠ざけ検査します．

　3歳半頃になると，指さしや口頭で応答が可能になります．検査を嫌がらずにできるようになれば，視力不良眼から測定をします．前回測定できなかった眼か

ら行うこともあります．

　字づまり視力表での検査は，7～8歳くらいから行えるようになります．

> **point** "できません"は，挑戦しなくちゃわからない！
>
> 低年齢だから…障害があるから…と思い込みから不可能と判断したり，お母さんに「できません」と言われても，実際に検査したらできたことは多々経験します．できなかった場合でも次回の検査の練習にもなり，自宅での検査の練習も提案できます．練習用に視標をコピーして渡し，自宅で練習することで次回の検査につなげることができます．

▶視力の種類

自覚的屈折検査

　屈折矯正は他覚的屈折度数を参考にしますが，小児は調節力が強く，屈折度数が不安定に出ることがあります．そのため，球面度数は屈折度数から＋3.00 D雲霧し，調節が介入しないように徐々に雲霧度数を減らしていきます．

　乱視は他覚的屈折度数を入れます．再診は眼鏡視力を測定し，必要があれば屈折矯正をします．

　調節麻痺（シクロペントラート・アトロピン）後も，再度測定した他覚的屈折度数から雲霧し矯正します．

point 凹レンズと凸レンズでは レンズの交換方法が違います！

凹レンズ（−レンズ）

一度装用したレンズをはずし，次のレンズを入れます．

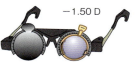
−1.50 D

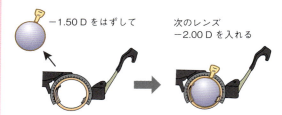
−1.50 D をはずして　　次のレンズ −2.00 D を入れる

凸レンズ（＋レンズ）

一度装用したレンズは入れたまま，次のレンズを重ね，前のレンズを抜きます．レンズをはずしたときに調節がかからないようにするためです．

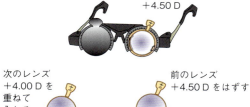
＋4.50 D

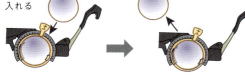
次のレンズ ＋4.00 D を重ねて入れる　　前のレンズ ＋4.50 D をはずす

point 過大評価に注意

検者は"がんばって良い結果を出すぞ！"という意気込みから，結果を過大評価してしまうことがあります．小児は答えがわからなくても，答えてしまいます．視標をしっかり見ているか，確実にわかっているかを判断し，4/5 や 3/4 など正答率の高い値を視力値として採用します．

point 検査中の様子も記載しよう

気づいたことは何でもカルテに記載します．眼振や頭位異常があれば顔回しの向きや首の傾き，顎の上げ下げ，集中力の程度，視力検査を行った順番，検査ができなかった理由も記載すると，診察や今後の検査の参考になります．
上手にできたことも記載します．医師から褒めてもらうことで小児が嬉しくなって，病院に来るのが楽しみになるとよいですね！！

近見視力　大切!!

成人は近見視力を常時測定しませんが，小児では弱視，心因性視覚障害（疑），原因不明の視力障害などでは必ず測定します．理由は以下です．

①遠見よりも近見が集中しやすい
②現在使用中の眼鏡度数のチェック（**症例1**）
③アトロピンペナリゼーションをしている場合の効果を評価（**症例2**）
④視力値の整合性の確認

point

小児は，偶然に答えが合うことがあります．本当にこの値が正しいのか，偶然ではないことを確かめるためにも，遠見・近見視力を測定し，視力値の整合性を確認します．

症例1　弱視治療中の小児

- 眼鏡度数　R）+8.00 D　L）+1.50 D

	検査結果	考えること
遠見視力	RV=（0.3×眼鏡） LV=（1.0×眼鏡）	遠見視力のみの結果であると… 右眼の視力は（0.3）という結果になる．

　ここから先が大切！！

検査結果	考えること
近見視力	RV=<u>(0.8×眼鏡)</u> LV=<u>(1.0×眼鏡)</u>	右眼は近くにピントが合い，遠視の過矯正であることがわかる． +8.00D 焦点は網膜より前にある

　もう少し検査をしよう！！

検査結果	考えること
遠見視力	RV=(0.5×+7.50) 　　(0.5×+7.25) 　　(0.6×+7.00) 　　<u>(0.8×+6.75)</u>◎	眼鏡度数より遠視を下げていくと，(0.8)まで遠見視力が出ることが確認できる． +6.75D 焦点は網膜上にある

　上記の例とは逆に，遠見視力は良好，近見視力が不良となった場合は，近見矯正を行います．眼鏡の残余遠視や，調節不全が考えられます．

症例2 弱視のため，健眼(左眼)にアトロピンペナリゼーション中

- 眼鏡度数　R) +6.50 D　L) +2.50 D

	検査結果	考えること
遠見視力	RV=(0.7×眼鏡) LV=(1.5×眼鏡)	アトロピンペナリゼーションの効果があるか？ アトロピンは調節麻痺薬のため，近見視力が下がっているか？

近見視力を測定しなくては！！

	検査結果	考えること
近見視力	RV=(0.7×眼鏡) LV=(0.4×眼鏡)	弱視眼は健眼の視力を上回り，ペナリゼーションができている．

右眼を使っているよ．治療効果に期待！

両眼開放視力

1) 潜伏眼振

　片眼を遮閉すると，眼振が出現します．そこで片眼

視力測定をする際は，強い凸レンズで遮閉すると眼振が現れずに測定できることがあります．

2）眼鏡視力

学童期は遠見（黒板などを見る）の機会が増えます．就学前であれば近方視が主ですが，就学児は遠見が見えにくいと学習に影響します．両眼で（0.7）以上あれば学業に不自由はきたしませんが，（0.3）以下になると前列席でも黒板が見えにくくなります．

3）頭位異常の確認

眼位異常は斜位の保ちやすい頭位を保持します．視力検査時には両眼開放と片眼遮閉した状態の頭位を観察すると，眼位検査の参考となります．

---

point

検眼枠をかけたら頭位がまっすぐになった！

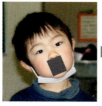
自然頭位

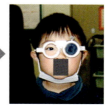
片眼遮閉時

心因性視覚障害

　器質的疾患がないのにもかかわらず，視力障害を訴えるものをいいます．遠見視力検査では，planeレンズや凹凸レンズを入れ替え，トリックしながら測定します．また，雲霧してから検査を行うことで視力が出ることもあります．

　小児と親しくなりながら，困っていることなどを聞き出しつつ検査を行います．学校でのいじめや家庭内の問題もありますが，眼鏡が欲しいという理由もよくあります．

point

「良いメガネを作るために，視力検査をがんばろうか…」や，近見視力検査では「近くだから見えるよね」，「おばあちゃんじゃないから見えるよね」などの声かけを工夫します．

point

MNREAD-Jkや学年相当の教科書を読ませ，楽しい雰囲気を作ると，すらすらと読めることがあります．

● **おわりに**

　小児の検査は，検者も集中力と体力が必要です．元気よく雰囲気を盛り上げ，楽しく検査をすると小児も答えてくれます．最も必要なデータは何か，どのような順番で検査を進めていくか，どこを省けばよいかなどを考えて行うことが大切です．

眼科一般検査をしよう

　視力検査まで泣かせずにできれば，小児眼科診察の第一歩は合格です．しかし，斜視や弱視と診断するためには，成人に行う眼科一般検査を行って，器質的疾患がないことを確認する必要があります．

　検査機器の発達によって，これまで大変だった小児の眼科検査が比較的容易にできるようになりました．

point

できる限りこわがらせることなく，必要な情報を得るために，嫌がらない検査からはじめて眼底検査を後にするなど，検査の順序を工夫して行います．

▶ 眼底反射（red reflex）の観察

　直像検眼鏡かレチノスコープを用いて，瞳孔に光を当て，網膜から返ってくる反射光を観察します．離れ

た距離で行うため,小児が
嫌がることが少ない方法で
す.これで大まかな異常の
有無をチェックします.

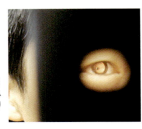

ポケレチライト ORT-Y（ナイツ）
で眼底反射を観察しています.小
さな水晶体混濁があるのがわかり
ます.

▶ 手持ち細隙灯顕微鏡検査

　細隙灯顕微鏡には顎をのせられない年齢の小児に用います.軽くて,充電式のものが往診にも使えてよいでしょう.検査のときに頭をしっかり固定しようとすると嫌がるので,検者自らがついて動く心構えで観察します.

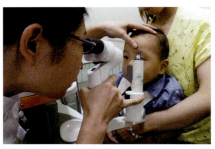

手持ち細隙灯顕微鏡検査.頭をしっかり固定
すると嫌がるので,触るのは最小限にします.

·5·
眼科一般検査を
しよう

▶ 眼圧検査

　小児の眼圧検査は，全身麻酔か鎮静下でないとできなかったのですが，アイケア手持ち眼圧計によって点眼麻酔なしに測定が可能となりました．

> **point**
>
> 小児緑内障の発見のために，疑いのある小児には積極的に行います．

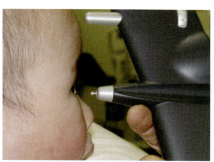

乳児の眼圧検査．アイケア手持ち眼圧計の出現で，乳児でも泣かせずに眼圧検査が可能になりました．

▶ 眼底検査

眼底の詳細な検査のためには，タオルで固定して強膜圧迫をする必要があります．慣れた看護師やスタッフの介助が必要です．

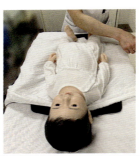

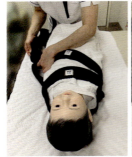 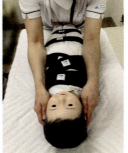

乳児の固定方法．専用の抑制ボードでしっかり安定させます．

当院では，写真のように専用の抑制ボードを使っています．診察台（カート）に開瞼器や圧迫子をそろえておき，短時間で検査を終わらせます．

> **point**
>
> 眼底検査のために小児を固定する予定の場合は，泣いて誤嚥が起こらないように授乳は待ってもらい，呼吸状態を観察しながら安全に行うようにします．

3歳以上で協力的な小児には，できるだけ当てる光を弱くして，スタッフに玩具などの固視目標で気をひいてもらうと検査が可能になります．

無散瞳眼底カメラやOCTは短時間で撮影可能で，観察光がまぶしくないために，3〜4歳児でも撮影可能です．特殊な器具ですが，有効に活用しましょう．

眼位検査をしよう

　斜視とは，両眼の視線がそろっていない状態をいいます．そのずれが外，内，上，下方向，またそれらが混在するものがあります．常にずれているもの，時々ずれるものとさまざまです．

　小児斜視の多くは共同性ですが，上斜筋麻痺のように麻痺性のものや，重篤な眼底疾患のために斜視を発症している場合もあります．成人の後天発症の斜視とは違い，小児斜視の多くは複視がないため，日常生活の不自由さの自覚はありません．

▶ 眼位検査

問　診

　問診から多くの情報を得ることができます．検査室での観察は数分と短い時間ですので，毎日近くで観察している家族からの話やスマートフォンなどで撮影した写真は参考になります．

自然な状態の観察

まず，検査に入る前になるべく自然な状態での頭位異常（顔の回転，顎の上下，頭の傾け）の有無を観察します．

頭位異常があれば，斜視（A-V型），眼筋麻痺，眼瞼下垂，眼振が疑われます．

9方向眼位

第1眼位：正面，第2眼位：水平・垂直，第3眼位：斜め上下を観察します．

第1眼位では基本の眼球偏位（眼位ずれ）を，第2眼位は垂直方向であれば，垂直筋の不全，A型・V型の有無，水平方向であれば，水平筋の不全，斜筋の過動，第3眼位では斜筋の不全，過動を確認します．

頭位の傾きや上下偏位があれば，Bielschowsky頭部傾斜試験を行います．自然の状態で顎の上下があれ

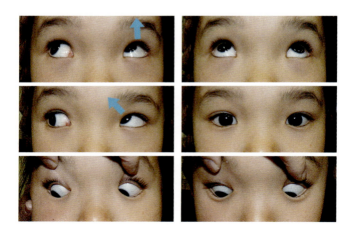

ば,上方と下方の眼位のずれを確認します.初診時や状態の変化があれば,必ず写真に記録します.

> **point** 定量検査をする前に計画をたてましょう!
>
> 例えば,この小児の場合……
> - 斜位も保てるし交代固視できるから,両眼とも視力は良さそうかな?
> - 下斜筋の過動があるからV型外斜視かな?
>   ➡ 上下方向で眼位を測ろう!
> - 斜位も保てるから,立体視は良さそうかな?

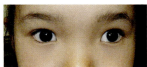
右眼固視　左外斜視

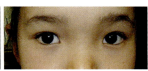
左眼固視　右外斜視

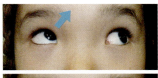
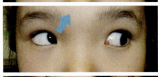
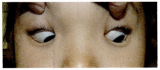

9方向眼位.この小児は,右方視・右上方視で左眼の下斜筋の過動,左方視・左上方視で右眼の下斜筋の過動があります.

57

9方向眼位でさまざまな情報を得ることで，検査のポイントを絞ることができます．

　小児は集中力が長く続きません．また，長々と検査をすることでイメージを悪くさせないように，端的に行う必要があります．

　乳児内斜視や眼振阻止症候群などは，右側を左眼で，左側を右眼で見ようとする交差固視をしていることがあり，視標を動かしても追従しないことがあります．外転神経麻痺との鑑別が必要となります．アイパッチをして玩具や音，検者の顔などで注意をひいておき，頭を急に回すと外転の有無が確認できます（人形の目現象）．

point 交差固視（cross fixation）

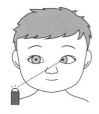 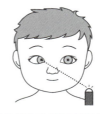

右側の物を左眼で見て左側の物を右眼で見るため，外転不全に見えます．

point

小児の疾患ごとに注意するポイントを知っておくと便利です.

外転制限	外転神経麻痺
	Duane症候群Ⅰ型
	Moebius症候群
	眼振阻止症候群
内上転制限	Brown症候群
上転制限	眼窩底骨折
内下転制限	滑車神経麻痺
内転制限	Duane症候群Ⅱ型
内転・外転制限	Duane症候群Ⅲ型

Hirschberg 試験

頭位はまっすぐに保ち,光視標を固視させたときの角膜反射の位置から,眼位および大まかな斜視角を測定します.乳幼児や視力が悪く固視できない場合に行います.角膜反射から1mmのずれは12.3°に相当します.小児は内眼角が広いので,偽内斜視と鑑別するため鼻根部をつまむと判定しやすいことがあります.

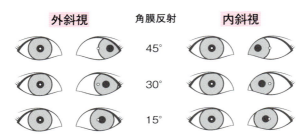

斜視眼の角膜反射の位置で斜視角を定量します．角膜反射の位置が角膜縁にあれば45°，瞳孔縁と角膜縁の中央にあれば30°，瞳孔縁にあれば15°とみなします．

Krimsky プリズム試験

通常は固視眼（健眼）の前にプリズムを置き，角膜反射が瞳孔の中央にくるまでプリズムを加算していくことで斜視角を測定します．麻痺があるときは，非固視眼の前にプリズムを置きます．

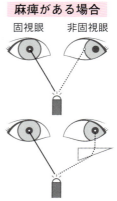

固視眼の前にプリズムを置いて，非固視眼の角膜反射が瞳孔中心にくるときのプリズム度数をよみます．プリズムがないため，反射が見やすいです．

眼球運動制限があるときは，非固視眼の前にプリズムを置きます．プリズム越しに角度反射が瞳孔中心にくるときのプリズム度数をよみます．

遮閉試験（cover test）
1）遮閉－遮閉除去試験（cover-uncover test）
- **遮閉試験（cover test）** 斜視の発見!!

　自然な状態から，両眼を分離していきます．

　視標を固視させ片眼を遮閉したときの他眼の動きを観察して，斜視の有無を確認します．内から外へ動けば内斜視，外から内へ動けば外斜視，上から下へ動けば上斜視，下から上に動けば下斜視です．

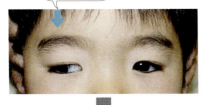

視標を見てもらいます．このとき，左眼で固視しています．

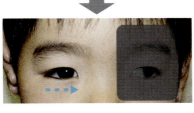

左眼を遮閉すると，右眼が固視しようとして外から内へ動きます．

※通常の遮閉試験では半透明ではない遮閉板を用います．

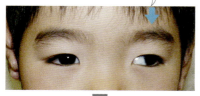

再び視標を見てもらいます．右眼で固視しています．

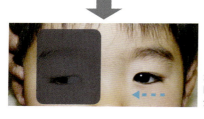

右眼を遮閉すると，左眼が固視しようとして外から内へ動きます．

■ 遮閉除去試験（uncover test） 斜位の発見!!

遮閉をはずしたときの眼の動きを観察します．このとき，隠していた眼が動いて両眼で固視したら斜位です．遠見，近見で検査します．

臨床ではこの遮閉－遮閉除去試験を一連の動作で行います．

この検査では，多くの情報を得ることができます．固視眼や優位眼，両眼視する力の強さなどが推測できます．交代固視ができず，常に斜視になる眼が同じであれば，弱視を疑います．遮閉－遮閉除去をしてすぐに斜位に持ち込めるようであれば，両眼視機能は期待

できます．斜位に持ち込むことが困難であれば，両眼視機能の不良が予測できます．

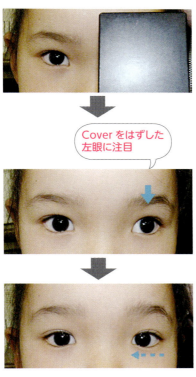

遮閉をした状態で固視してもらいます．

Coverをはずした左眼に注目

遮閉をはずしたときの眼の動きを観察します．
外から内へ動き外斜位となりました．

> 全斜視角の検出・正位の確定

2）交代遮閉試験 (alternate cover test：ACT)

　両眼視を全くさせない状態を作ります．交互に遮閉することで，斜位の部分も含めた全斜視角を検出します．また，交代性上斜位も確認できます．

　交代遮閉を繰り返しても全く動かない場合に，初めて正位と判断できます．

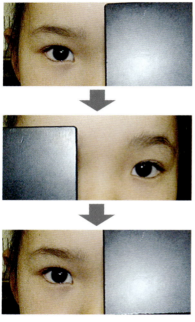

両眼視をさせることなく，交互に遮閉を繰り返します．

遮閉の時間は長く，遮閉の交代はすばやく行い，両眼を分離し常に片眼で見ている状態で検査します．

交代遮閉は，何度か繰り返し行います．交代遮閉を繰り返し行うことにより，隠れている斜位が検出されます．

> **point 【注意】最初から交代遮閉試験をしてはいけません！！**
>
> まず自然な状態で，斜位を保つことが多いのか，遠くを見たときに斜視にならないかを観察します．その後，遮閉－遮閉除去試験そして交代遮閉試験を行い，眼位ずれの状態を把握します．

プリズムおおい試験

"プリズムおおい試験"は斜視や斜位の眼位ずれを，プリズムを用いて定量します．主にプリズム遮閉試験と，プリズム交代遮閉試験などの検査法があります．

1）プリズム遮閉試験（single prism cover test：SPCT）

斜視眼の前にプリズムを置いて遮閉試験を行い，斜視のずれの量を測定します．内斜視は基底外方（耳側），外斜視は基底内方（鼻側），上斜視では基底下方，下斜視では基底上方になるようにプリズムを持ちます．プリズムの厚みがあるほうが基底です．

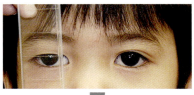
①斜視眼の前に，斜視角を中和する基底方向にプリズムを置きます．

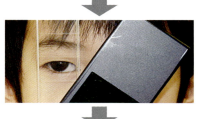
②固視眼を遮閉し，斜視眼の動きをみます．

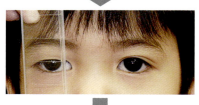
③再び両眼視の状態に戻します．

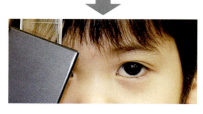
④固視眼で固視してもらいます．

①〜④を繰り返します．

斜視眼に動きがあれば、プリズムの度数を少しずつ加算していきます。動きがなくなったプリズムの度数が斜視角となります。例えば、基底内方で10Δのところで動きがなくなれば、10Δの外斜視です。

2）プリズム交代遮閉試験（alternate prism cover test：APCT）

斜視眼の前にプリズムを置き交代遮閉試験を行い、斜視と斜位のすべての眼位ずれの量を測定します。

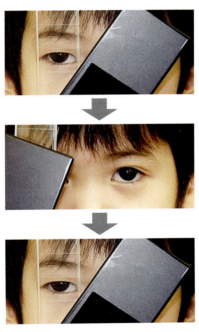

交互に遮閉し、斜視眼の動きがあればプリズムの度数を少しずつ加算していきます。内斜視（位）は中和するまで、外斜視（位）は動きが逆転する前の度数としています。

- 眼鏡を装用し，左固視の記載方法
  APCT（L-fix, c.c.）
  F　20⊿　XT　（遠見眼位）
  N　18⊿　XP′　（近見眼位）

> ## point
>
> - Hirschberg 試験にプリズムで測定するのが，Krimsky プリズム試験
> - 遮閉－遮閉除去試験（cover-uncover test）にプリズムで測定するのが，SPCT
> - 交代遮閉試験（alternate cover test）にプリズムで測定するのが，APCT

▶ 眼位検査をする前に

　眼位検査は視力矯正して，遠見（5 m）と近見（33 cm）で行います．

　視標はキャラクターグッズや玩具，字ひとつ視力表や絵視標などの調節視標を使用し，眼と同じ高さに置きます．声かけをし，しっかり視標を見てもらいながら測定します．

　頭位異常がある場合は，顔の位置はまっすぐに保ち検査します．

point

固視が持続できない場合,視標を指してもらうと検査ができる場合もあります.
声かけも小児の興味をひくような工夫をします.「見て見て」の連呼では見てくれません!!

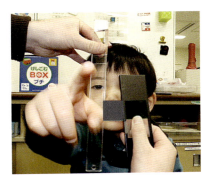

▶ 検査の工夫

　外斜視(位)で下斜筋の過動があると,V型外斜視(位)を疑います.
　上方視,下方視で眼位を測定します.一見V型外斜視(位)に見えても,必ず交代遮閉試験で上方視,下方視での眼位を定量します.下方視では斜位を保っ

ている場合があり，交代遮閉試験で定量すると上方視と差がないことがあるからです．頭位異常があれば，異常頭位側とその反対側へ傾斜して眼位を測定し，斜視角に差があるかを確認します．

こんな場合は…

外斜視（位）で遠見よりも近見の斜視角が少なかったら，真の開散過多，見かけの開散過多（基礎型），高 AC/A を判定します（p.139 参照）．

> F　35⊿　XT
> N　14⊿　XP'（＋3.00 D 負荷　35⊿XP'）

▶ 最大斜視角の検出

外斜視で最大斜視角を検出するために，アイパッチを片眼に 30 分程度貼り，両眼分離した後に斜視角を測定したり，プリズム順応検査（prism adaptation test：PAT）を行います．PAT は APCT で測定した斜視角のプリズムを約 15〜20 分装用した後，複視の有無を確認し，斜視角の測定を行います．斜視角の増大があれば，追加したプリズムを装用し，変化しなくなるまで繰り返します．

●おわりに

　斜視といってもさまざまな種類があります．すべてを疑って検査することは，集中力のない小児には困難です．どこが重要ポイントか，それにはどこを省いて有効な検査結果を導くかを考えなくてはいけません．1回の検査結果だけでは不安なこともありますが，一つでも意義のある結果が出せたらと思います．

両眼視機能検査をしよう

▶ 両眼視機能について

　両眼視機能とは，左右の眼から得られる視覚情報を脳内で統合する機能のことです．
　両眼視機能は，正常児で生後3～4ヵ月頃に芽生えると考えられています．
　両眼視機能には，同時視，融像，立体視があります．

同時視

　左右眼に異質図形を見せたときに，1つの重ね合わさったものとして各眼の図形を同時に認識できる能力です．

融　像

　左右眼に映った同質図形を感覚的に統合し，1つの図形（単一視）として見る能力です．

立体視

　視差のある同質図形を融像して得られる立体感覚です．立体視は，両眼視機能のなかで最も高度な機能であり，同時視・融像が得られたうえに成り立つ機能です．人は 2 つの物体のずれ（視差）を認識して立体感覚を得ています．両眼視機能検査の定量は，360°を 1 つの弧として角度で視差を表す second of arc〔単位：秒（″）〕で評価します．

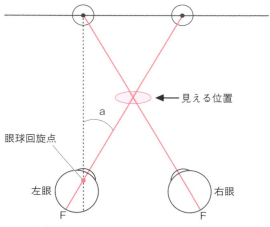

a：立体視差〔second of arc（秒：″）〕　F：中心窩

　それでは，当院で行っている両眼視機能検査を紹介します．

▶ 近見立体視検査

two-pencil test

　鉛筆が 2 本あればできる検査です．小児の眼の前 33 cm で，鉛筆の削っていない平らなほうが上になるように持ちます．小児には平らなほうが下になるように持たせます．そこで平らな面を合わせるように指示します．

　両眼で 2 本の鉛筆を容易に合わせることができるのに，片眼では 2 本の鉛筆を合わせることが困難な場合，立体視機能があると判断します（約 3,000″）．

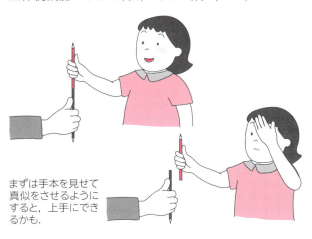

まずは手本を見せて真似をさせるようにすると，上手にできるかも．

> **point**
>
> 両眼と片眼の結果に差がなく，どちらでも容易に2本の鉛筆を合わせることができる場合やどちらも困難な場合は，立体視機能がないかもしれません．

Lang stereotest Ⅰ

早ければ1歳半頃から検査可能で，眼鏡を装用せずに立体視の検査が行えます．視標は3つ，視差も大きくスクリーニング要素のほうが大きいです．

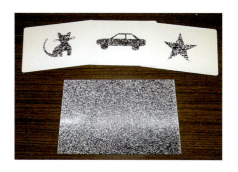

検査距離は40 cm，測定できる立体視差は，猫が1,200″，星が600″，自動車が550″です．

眼鏡を装用することに恐怖心を抱く小児も多くいます．嫌がってダメなときはこの検査をやってみましょう．

point

検査表を砂場に例えて話をしてみると上手にできることが多いです.

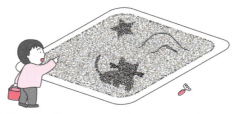

「砂場の中に猫さんいるかな?」などと聞くと指をさしてくれます.

　検者が聞いた図と違う図を指差ししても, そこに視標があれば立体的な感覚が存在するというスクリーニングにもなります.

Stereo Fly Test

　早ければ2歳半頃から検査が可能です. 偏光フィルタの眼鏡を装用し検査を行います. 検査距離は40 cm, 測定できる立体視差は3,000″〜40″です(基準値:60″).

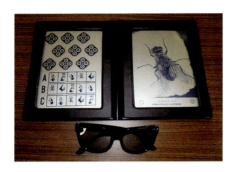

point

斜位が見られない場合でも，偏光眼鏡を装用することで眼位が改善することがあります．斜視だからできないと判断せずにやってみましょう！

　立体視機能検査に共通して言えることですが，立体感覚を感じているかということが大事です．それを小児が実感すればこの検査は面白く興味をひきます．

point 応答の引き出し方を工夫する

「飛び出しているのをつまんで!!」や「近くにいるのはどれかな？」など楽しむ感じで検査を進めていきましょう．

まず大きな視差の Fly test（約 3,000″）で，一番視差の大きなハエの羽の部分をつかんでもらいましょう．正常に見えていれば，画面から 3〜5 cm 程度の部分をつかみます．これが上手にできれば，それを褒めて次に進みましょう．

> ## point
>
> 検査表を額面に平行に保ち，頭位をまっすぐにして検査を行います．しかし，頭位異常がある場合は自然頭位でも検査を行い，立体視機能を比較しましょう．
>
>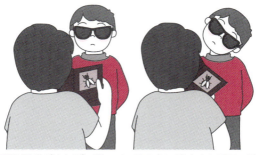
>
> 頭位異常があれば，傾いている方向に検査表も傾けて検査を行います．

point

視力に左右差がある場合は、立体視機能に影響します！ 屈折矯正をしっかり行いましょう！

　次第に検査に興味をもち，真剣に視標を見るようになります．このとき，真剣になりすぎるあまり検査表に近づくことがありますので注意しましょう．また，検査中の小児の眼位を確認することも忘れずに行いましょう．

　この検査は，単眼視でも視標がずれて見えます．そのずれを立体感覚として認識する場合もありますので，しっかり観察して正確な検査を行いましょう．

　両眼視をしていなくても，図の位置のずれから答えられることがあります．信頼性がないと思ったときは，検査表を逆さまにして検査をしたり，次の Randot Stereotest を行います．

Randot Stereotest

　早ければ2歳半頃から検査が可能です．Stereo Fly Test の改良版でランダムドットパターンになっており，片眼で見たときには答えられません．

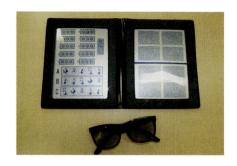

　検査距離は 40 cm, 測定できる立体視差は 500″〜20″です(基準値：60″).

> ### point
>
> Stereo Fly Test は，偏光眼鏡のみで両眼を分離しています．➡早い交代視などで，どちらの画像も見えると訴えることがあります(片眼視でもずれで正答).
> Randot Stereotest は，検査表の両面が Randot pattern(無作為に配列された点による図形)でできています．➡片眼視でずれを感じません．
>
> 通常は Stereo Fly Test を使用することが多いです．より正確なデータを取りたい，または Stereo Fly Test の結果が不正確な場合，Randot Stereotest を使用します．

▶ 遠見立体視検査

視力表(Pola test)

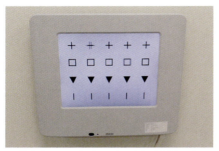

視力表システムチャート　SC-1600Pola

　遠見の立体視機能検査です. 3歳頃から検査可能で, 検査距離は5 m, 測定できる立体視差は4′〜40″です. 偏光眼鏡を装用して検査を行います.
　遠方視時に眼位が悪い, 間欠性外斜視で遠方視時に眼位が不良なことが多い小児などに行います.

> ### point
> 遠見の立体視検査では, 屈折矯正をしっかり行いましょう.

▶ 網膜対応検査

Bagolini 線条レンズ検査

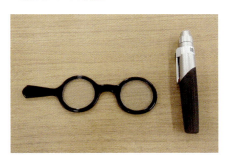

　個人差はありますが，4歳頃から検査が可能です．左右対称に斜め方向の平行線が入ったレンズを眼前に置き，そのまま点光源を見るとレンズの線と垂直な光の線が小児に見えます．見える線と光点の状態を聞き，網膜対応の状態や抑制の有無をみる検査です．

> point
>
> 実際の光の見え方と眼位の様子を確認することが大事です．遮閉試験を行って，眼位をチェックしましょう！

point 応答を得るコツ

あらかじめ，見え方のパターンを描いた用紙を準備しておいて小児に選択してもらいます．また，実際に見え方を描いてもらうとよいです．

point

「ライトの真上で交差していますか？」「ライトの上で片方の線が消えていませんか？」などと聞くと，中心窩抑制を知ることができます．

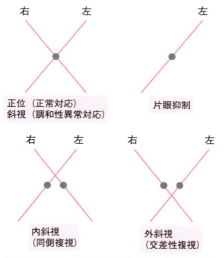

注意：上記は，右眼に135°方向，左眼に45°方向の斜線が入るようにレンズを装用したときの見え方です．

point

抑制や複視の見え方があるときは,プリズムで眼位を中和して,再度見え方を確認しましょう! 斜視術後の見え方の予測が行えます(シミュレーション).

point

見え方の確認では単眼の遮閉試験を行い,なるべく融像を壊さないようにしましょう!

▶ プリズムで複視の有無を確認する

定量を行ったプリズム度数を検眼枠に装用して,自覚的な複視の有無を聞きます.

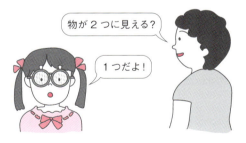

装用して複視があれば,交差性か同側性かも確認しましょう.内斜視で同側性,外斜視で交差性の複視を訴えれば,まだ低矯正になります.眼位検査で定量を行ったプリズム度数(他覚的)と装用して複視が消失したプリズム度数(自覚的)のどちらの値もあればより正確な眼球偏位(眼位ずれ)の評価になり,術量の決定にも役立ちます.

次に,回旋偏位を測定する方法も紹介します.

▶ 回旋偏位検査

Double Maddox rod 試験

赤色と白色の Maddox 小杆(➡)を垂直(基準:90°)に検眼枠へ装用し,光源を見てもらいます.

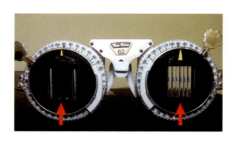

①まず,単眼ずつで光の見え方を確認します.

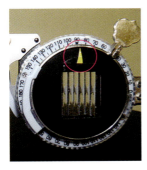

②次に,両眼開放したときに2つの線が水平になっているか聞きます.

③検眼枠の軸で回旋偏位の定量をします(5°単位).

Maddox 小杆のレンズに貼ってある黄色い矢印(▷)は当院の視能訓練士が作成しました(市販のものに矢印は付いていません).

正常であれば,眼底に投影されるのは水平な赤と白の直線です.回旋偏位がある場合,網膜に投影される像は傾いて見えます.その傾きを定量する検査になります.

●例:左眼外方回旋の見え方

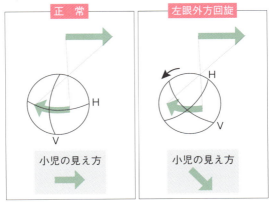

H:水平子午線　　V:垂直子午線

point

"線が回旋か水平か"という問いに自覚的な応答がはっきりと得られない場合,プリズムを用いて線と線の間隔を上下にあける(®⁻ ⌊ᵗ₋)と答えやすくなります.

　小児の自覚的な応答をもとに,2つの線が水平になるよう軸を回転させます.
　90°を基準に考え,検眼枠の耳側に回せば外方回旋,鼻側に回せば内方回旋となります.下の写真は,外方回旋20°ということになります.

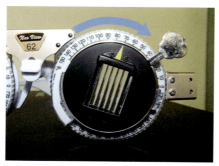

外方回旋20°

　次に,回旋偏位を9方向眼位で見る検査を説明します.

大型弱視鏡検査

　大型弱視鏡には多くの機能がありますが，当院で主に行うのは9方向眼位での回旋偏位測定です（同時に水平・垂直方向の眼位ずれも測定しています）．

　使用する図形は，回旋偏位定量用の異質図形を用います．

　最初に，緑の隙間がある円に十字の図形をその隙間へしっかり入れるよう小児に説明します．

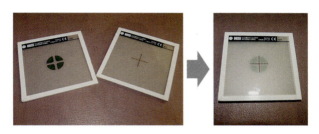

　固視眼と検眼を決め，検眼のほうのレバー（→）を使い水平のずれを小児に自覚的に合わせてもらいます．垂直と回旋偏位は検者が小児の応答をもとに定量します．

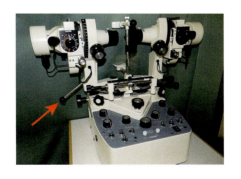

回旋偏位の定量には，レバー上方の目盛り（○）を使用します．CYCLOと記載があり，内方回旋（IN）と外方回旋（EX）に分かれています，目盛りは1°単位になっており，詳細な回旋偏位の定量が行えます．

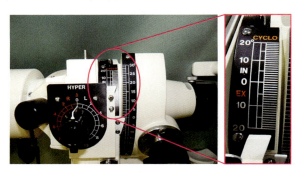

結果の記載方法

	上方視			
右方視	+4° R/L 2° ex 1°	+4° R/L 2° ex 1°	+4° R/L 1° ex 1°	
	+4° R/L 2° ex 4°	+4° R/L 2° ex 3°	+4° R/L 2° ex 6°	左方視
	+4° R/L 6° ex 15°	+4° R/L 7° ex 18°	+4° R/L 8° ex 25°	
	下方視			

第2・第3眼位の検査は第1眼位から15°ずらして検査．

point

回旋偏位は,正面視以外で増強することもあります.
9方向眼位で回旋を見る場合に役立ちます！

▶ Cyclophorometer

　小型の手持ち式測定装置で,回旋偏位を1°単位で定量することができます.赤色のBagolini線条レンズを固視眼に,緑色のMaddox杆を測定眼に配置して両眼を分離します.固視眼にBagolini線条レンズを用いるため,固視誘導が容易です.垂直に配置されているBagolini線条レンズを通して見た光源は,水平光線として観察されます.固視眼の水平光線に測定眼のMaddox杆を通して見る水平光線を平行に合わせることで,回旋偏位を定量します.座位や仰臥位などで検査ができ.光源を当てる角度を変化させると9方向むき眼位での回旋偏位測定が可能です.

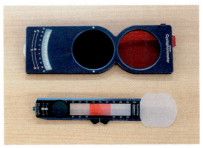

測定上限は内方回旋・外方回旋ともに,
Cyclophorometer(上)が25°,COメジャー
(下)が15°です.

軽量で持ち運べるため，検査室・手術室・ベッドサイドなどいろいろな場所で検査が行えます．明室または半暗室で測定します．

検査方法

前額面と平行に Cyclophorometer を両手で持ってもらい，ダイヤルを回すと回旋（像の傾き）が検出できることを説明します．検者は小児の正面からペンライトで光源を当て，「線の光がいくつ見えるかな？」「2本見えるなら線の光同士はどちらか傾いている？」などと問いかけます．平行ではない場合，線条光が平行になるよう小児にダイヤルを回してもらいます．検者は平行となった目盛りの位置を記録して，回旋偏位を定量します．同様に固視眼を変えて行います．

point

"平行"という概念が理解できる年齢（6歳程度）から検査できます．12歳くらいまではダイヤルを自分で回してもらい，中学生以降は検者がダイヤルを回すとよいです．

point

9方向むき眼位で回旋偏位を定量する場合，正確に角度を変えて測定することはできません．おおまかに上方・下方・左右などで測定し，正面と回旋偏位の程度に差があるかをみるとよいでしょう．

眼鏡を処方しよう

▶ 眼鏡処方の基準

 以下のような状況のときには，眼鏡処方を考えます．

①不同視または斜視のために視力に二段階以上の左右差があって弱視を考えるとき
②強度近視，中等度以上の遠視，乱視による屈折異常弱視があるとき
③内斜視に遠視を伴うとき

 年齢が低いか，発達の遅れで視力検査ができない場合には，次のページの屈折異常を参考にして処方のタイミングを決めます．

小児に眼鏡を処方する基準（米国眼科学会）

(単位：D)

	1歳未満	1〜2歳	2〜3歳	3〜4歳
近視	≦*−5.00	≦−4.00	≦−3.00	≦−2.50
遠視(斜視のない)	≧+6.00	≧+5.00	≧+4.50	≧+3.50
遠視(内斜視のある)	≧+1.50	≧+1.00	≧+1.00	≧+1.00
乱視	≧3.00	≧2.50	≧2.00	≧1.50

	1歳未満	1〜2歳	2〜3歳	3〜4歳
近視性不同視	≦4.00	≦3.00	≦3.00	≦2.50
遠視性不同視	≧2.50	≧2.00	≧1.50	≧1.50
乱視性不同視	≧2.50	≧2.00	≧2.00	≧1.50

＊近視で使用する"≦−●D"の「≦」は、"−●Dかそれより強い近視"を表している．

　小児への眼鏡処方に際しては，以下の点を参考にします．

4歳以上

　調節麻痺下の屈折度数に基づき，視力検査で最も良好な視力の出るよりプラス側の屈折度数で処方します．

4歳未満（あるいは視力検査不能児）

　調節麻痺下の他覚的屈折度数の完全矯正で眼鏡を処方します．

内斜視のある未就学児

　アトロピン硫酸塩（1%または0.5%）の点眼を事

前に行い，完全屈折矯正度数で眼鏡処方します．

内斜視のある就学児
　多くの場合，二度目以上の眼鏡処方ですから，調節麻痺下の完全屈折矯正度数で眼鏡処方します．

外斜視のある近視
　調節性輻湊を利用したいので，調節麻痺下で近視の完全矯正眼鏡を処方します．

外斜視のある遠視
　調節性輻湊を利用したいので，近見視力が落ちない程度に低矯正に眼鏡処方します．

5歳以上の斜視のない弱視
　初回眼鏡は装用を嫌がらないように，ある程度，低矯正でも大丈夫です（ただし 3.00 D 以内，50％以内とされています）．

完全矯正眼鏡の装用を続ける児
　完全矯正眼鏡の装用を続けているうちに，外斜視になったり調節不全になったりすることがあるので，注意して眼位や近見視力をフォローします．

▶ 調節麻痺薬

　調節麻痺薬の種類には，以下のようなものがあります．いずれも副作用があるので，使用には十分な説明と注意が必要です．

シクロペントラート塩酸塩
1) 作　用
　瞳孔散大，調節麻痺．
2) 使用方法
　5分ごと2回点眼，2回目の点眼から45分後に屈折検査．
3) 副作用
　興奮，傾眠，ふらつき．
4) 効　果
　2〜3日．点眼に際しては，家族に注意書きを渡します（付録参照）．

アトロピン硫酸塩（市販のものは 1% なので，年少児には生理食塩水で 0.5% に希釈）
1) 作　用
　瞳孔散大，調節麻痺．

2）使用方法
1日1～2回点眼を5～7日間.
3）副作用
眼圧上昇，熱発，顔面紅潮，頭痛，悪心・嘔吐，便秘，口渇など.
4）効　果
10～14日．1歳未満ではアトロピン眼軟膏を使います．点眼に際しては，家族に注意書きを渡します（付録参照）.

▶ 瞳孔間距離の測り方

斜視のある小児に眼鏡を処方する場合，瞳孔間距離は自然な眼位では測定できません．片眼ずつ隠して，検者も真正面に座って向かい合っているほうの眼（小児が右眼なら検者は左眼）を閉じて測ります.

▶ フレームの選び方

まだしっかり座れないような低年齢でも，白内障術後の無水晶体眼では眼鏡装用が基本です．手術後すぐに処方します．最近はよいフレームがいろいろ出ています.

乳児用

　ヘッドバンド式のもの（アンファン®ベビー，ビーバ）や，やわらかい素材のもの（トマトグラッシーズなど）で寝返りをうっても平気なフレームがあります．鼻あてがブリッジタイプのものは，ずり落ちにくいのでおすすめです．

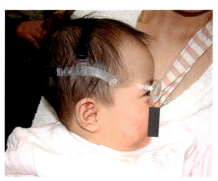

白内障術後のヘッドバンド式の眼鏡フレーム

幼児用

　顔の横幅と奥行が小児によって大きく異なります．フレームとテンプルが別々に選べるものや，テンプルの長さを調整できるものがあります．鼻あてはブリッジタイプのものや調整できるものがよく，フレームと一体化しているものは微調整ができませんので，位置と形に気をつけます．

学童用

　フレームにしばしば使用される形状記憶合金は，曲がったままで変形固定していることがあるので注意が必要です．ファッションで選びたい年齢になりますが，必ず顔にフィットしたサイズを選ばせることが大切です．すぐに成長するから，デザインが好きだから，といって大きいものを選ばないようにします．一方，成長したのに小さいフレームを使っていないか，前と横から見てチェックします．

▶ 眼鏡の仕上がりの確認

　眼鏡ができあがったら，以下の手順でチェックします．
- 処方箋どおりか，乱視軸はあっているか．
- 光学中心間距離は処方どおりか．
- 視力はよいか．
- 眼位はよいか．
- 角膜頂点間距離は保たれているか．

▶ 定期検査

　定期検査では視力・眼位だけでなく，以下をチェックします．

- フレームや鼻あてのゆがみ．
- レンズの傷・汚れ．
- 装用状態（上から覗いていないか，鼻あて部分の皮膚が荒れていないか）．

point チェックポイント

- 眼鏡をはずして平らな面に置いて，歪んでいないか確認します．
- 顔（特に鼻あての位置）に傷やただれができていないか確認します．
- 横から見て，まつ毛があたっているのはテンプルが短い証拠です．

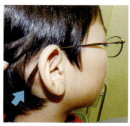

テンプルが適度

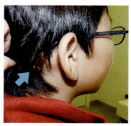

テンプルが長すぎる

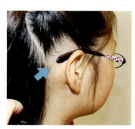

テンプルが短すぎる

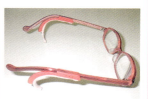

安定させるためのアタッチメント

▶ 療養費の支給対象について

　9歳未満の弱視治療，斜視治療用の眼鏡は，療養費が給付されます．更新された眼鏡・コンタクトレンズなどが支給対象となる条件は，前回の給付から5歳未満は1年以上後，5歳以上9歳未満は2年以上後の申請となります．自己負担金について，自治体によっては補助があるので確認して説明しておきます．

　弱視治療中に視力が（1.0）に達すると，健康保険組合によっては支給対象からはずすことがあります．「視力は改善したが，弱視が治癒したとはいえず，引き続き眼鏡を装用しないと再発のおそれがあります」などと追記しておきましょう．

弱視の診断をしよう

▶ 弱視について

　弱視とは，眼球や視路に器質的疾患がないか，あってもそれだけでは説明できない視覚の異常です．原因は斜視，屈折異常，不同視，形態覚遮断に分けることができます．なぜ，弱視を適切な時期に治療しなければいけないかというと，視力発達には感受性期があり，生後1歳半をピークに徐々に低下するからです．

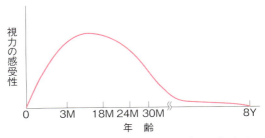

粟屋　忍：日眼会誌 91, 519-544（1987）より．

ただし，早く治療を開始することが重要ですが，治療開始が 10 歳を過ぎても，視力が改善することがわかっていますのであきらめないことが大切です．

視力の目安は，1 歳で（0.1），3 歳で（0.7），4 歳で（1.0）です．発達の遅れがないにもかかわらず 4 歳で（1.0）に達しない場合には，注意が必要です．

> **point**
>
> 「弱視」という言葉には，ロービジョンという概念もありますが，ここで用いている弱視と異なり，治療不可能な低視力を指します．

▶弱視の分類

斜視弱視

斜視のために片眼の視力が障害された状態です．交代固視できない場合に多くみられます．

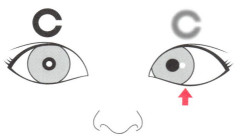

左眼で中心固視をしないため，弱視になります．

> **point**
>
> 斜視弱視では，斜視角が小さいと見逃されることがあるので注意が必要です（微小斜視）．不同視を合併することが多いので注意します．

屈折異常弱視

屈折異常が強い場合に起こります．下記の場合に生じやすく，両眼性です．

斜視のない場合(3〜4歳)	
遠視	＋3.50D以上
近視	－2.50D以下
乱視	1.50D以上

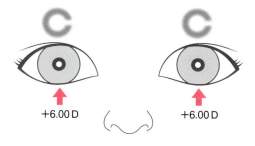

+6.00D　　+6.00D

近視眼が弱視になるのは非常にまれですが，起こる可能性はあります．

> **point**
>
> 小児の強度近視では,緑内障など器質的疾患があることがあるので注意が必要です.

不同視弱視

屈折に左右差があると発症します.乱視性不同視では1.5 D以上,遠視性不同視では1.5 D以上,近視性不同視では2.5 D以上あると発症しやすいと考えられています.屈折異常弱視と同様に,主に遠視の眼が弱視になりますが,近視や乱視が強くても起こります.

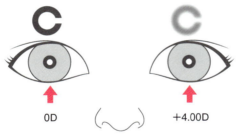

1.5 D以上の遠視性不同視があるため,弱視になりやすいです.

形態覚遮断弱視

視力発達の感受性期間内に,中心窩における形態覚刺激が遮断されることが原因で起こります.先天白内障,角膜混濁,角膜輪部皮様嚢腫,眼瞼苺状血管腫,眼瞼下垂などによって起きることが多いです.

両眼性，片眼性の両方があります．片眼性のほうが重篤です．

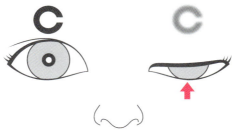

片眼性眼瞼下垂です．

point 弱視の重篤度

- 屈折異常弱視
- 不同視弱視
- 斜視弱視
- 形態覚遮断弱視　　難治性

▶ 弱視と間違われやすい疾患

低年齢では発見できないような器質的疾患の場合があります．治療しても視力が出にくいときには，以下のことをもう一度調べる必要があります．4歳になると，さまざまな検査が可能になります．

- X連鎖性若年網膜分離症（遠視を合併しやすい）
- 小児緑内障（眼圧検査と視神経をチェックする）
- 軽度の視神経低形成（無散瞳眼底写真を撮り，左右を比べる）
- 黄斑低形成（眼底写真やOCTを行う）
- 1色覚（眼底検査ではわからない）
- 網膜色素変性症（初期には変化が少ない）
- 脳腫瘍（眼には変化がでない）
- 家族性滲出性硝子体網膜症（FEVR）（進行するので初期にはわからない）
- 心因性視覚障害
- 神経発達症（視力検査がうまくできないことが多い）

これらを念頭におき，弱視の診断をすすめましょう．

▶弱視の診断方法

弱視と診断する際に，器質的疾患の除外はきわめて重要です．

診 察

診察室に入ってきた小児を見ることから，診察は始まります．例えば，歩き方，首の傾け，眼位，眼瞼下垂の有無などを確認します．

問診では主訴のほか，出生状況や発達・発育，家族歴・既往歴を確認します（付録の小児問診票を参照）．

検　査

眼科一般検査を行います．
- 嫌がらない検査から順に行います．
- 視力検査は，遠見だけでなく近見（調節検査）も行います．
- 乳幼児では片眼を隠し，嫌悪反応を見ます．
- 器質的疾患のスクリーニングに眼底反射を利用します（直像検眼鏡かレチノスコープを使います）．
- 屈折検査は調節麻痺下で行います（p.21「屈折検査をしよう」参照）．

器質的疾患がある場合

網膜疾患や視神経疾患などの器質的疾患がみつかった場合でも，必ず調節麻痺下屈折検査を行い，屈折異常がないかを確認します．屈折異常があれば眼鏡を処方します．

眼瞼下垂，眼瞼苺状血管腫，先天白内障，角膜混濁，角膜輪部皮様囊腫などでは，屈折異常や形態覚遮断弱視を合併するので弱視治療をします．

屈折異常や斜視，形態覚遮断などがなく，視力不良の原因が不明の場合には，ERG・VEP・視野検査・CT・MRI・色覚検査などを行います．

▶ 弱視診断フローチャート

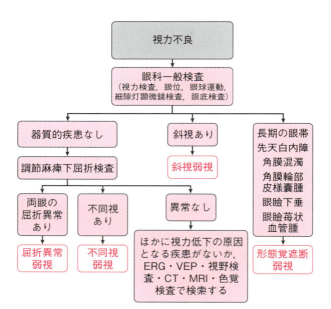

point

眼瞼下垂や角膜輪部皮様嚢腫は，形態覚遮断弱視にも不同視弱視の原因にもなりえます．形態覚遮断弱視や斜視弱視と診断されても，調節麻痺下屈折検査は必須です！

弱視の治療をしよう

▶ 弱視治療のガイドライン[1]

弱視治療で一番重要なのは，小児と家族のモチベーションを保たせることです．そのためには，「なぜ」，「いま」治療が必要なのかをよく理解してもらい，治療継続のための工夫をしましょう．以下に，治療のガイドラインを示します．

1 ■ 視力検査を行いながら診断と経過観察をします

小児の集中力が続かない場合は，弱視眼から検査を行ったり，近見視力から測定したりすることも有用です．

> **point**
>
> 弱視治療開始時の年齢が10歳以上でも治療効果が得られる場合があるので，10歳以上でも治療してみましょう！

参考文献 1）Holmes JM, Clarke MP：Amblyopia. Lancet 367：1343-1351, 2006

2 ■ 調節麻痺下屈折検査に基づいた眼鏡を処方します

　調節麻痺薬を用いて検査し，眼鏡を処方します（p.93「眼鏡を処方しよう」参照）．その後，眼鏡の出来上がりをチェックしましょう！（フレームが大きくないか，鼻あてやテンプルが適切か，処方箋どおりか，上から覗き込んで見ていないかなどを確認します）

3 ■ 眼鏡を常用し，視力が安定するまで6～12週間隔で視力検査をします

　治療開始時の視力が（0.2）以上で不同視の程度が4.00 D以内の不同視弱視では，眼鏡装用開始後3ヵ月は経過をみてもよいとされています（遮閉を始めてもよい）．もっと重篤な弱視や年齢が高い場合には，早期から遮閉を開始します．

4 ■ 視力が改善しなければ，健眼遮閉かアトロピンペナリゼーションの追加治療について説明します

健眼遮閉

　健眼を遮閉することで，弱視眼の視力の発達を促す方法です．

アトロピンペナリゼーション

　健眼に調節麻痺を起こし，近見視力を低下させることで弱視眼を使わせる方法です．

アトロピンペナリゼーションと1日最低6時間の健眼遮閉を比較すると，治療開始初期は健眼遮閉のほうが効果的ですが，6ヵ月後には効果に有意差がないとの報告があります．両者の特徴を説明して，どちらかを小児や家族に選んでもらいます．

健眼遮閉とアトロピンペナリゼーションの比較

	健眼遮閉	アトロピンペナリゼーション
外観	目立つ	目立たない
中止による効果の消失	直後	中止2週間後
局所の副作用	かゆみ，アレルギー	羞明，アレルギー
全身の副作用	なし	まれだが重症：口渇，発赤，動悸，痙攣，過活動（特にダウン症児で起こりやすい）
アドヒアランス	容易にはずせる	1滴入れれば有効
両眼視	遮閉中は不可	大まかな立体視は継続できる
治療中のストレス	高い	低い（ただし，授業中に見えづらくなり学習に支障がでる）

5 ■ 健眼遮閉は1日1〜2時間から開始し，6〜12週間隔で視力検査を行います

治療効果のためには，「指示した時間」ではなく「実行できた時間」が重要です．遮閉効果を適切に判断す

るために，アイパッチ日記（付録参照）を用いて，毎日の遮閉時間を記録します．日記をつけることや，治療効果を小児や家族と共有することは，モチベーション向上にもつながります．

> ## point
> がんばっていることを認め，褒めてあげよう！

　遮閉は30分〜1時間ごとに分けて行うことも可能です．また，視界が狭くなる（視野は狭くならない）ため注意が必要です．

遮閉アイテム

・**アイパッチ**

　シールに自分で絵を描いたり，絵が描いてあるシールを購入したりすることも有用です．

・**布パッチ**

　眼鏡に直接カバーして使用します．皮膚が弱かったり汗でシールがはがれやすかったりする小児にも使用可能です．

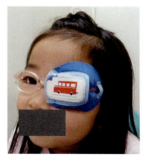

横の部分も遮閉します．

> **point**
>
> 遮閉アイテムを用いてできるだけ楽しく行いましょう．「遮閉中のみゲームができる！」などの特典を与えることも有用です．

6 ■ アトロピンペナリゼーションを行う場合，1％アトロピン硫酸塩を週に2回点眼して，6～12週間隔で視力検査を行います

健眼の弱視が起こってもわからないほど低年齢の小児や，弱視眼の視力が低過ぎる小児では，アトロピンペナリゼーションの適応にはなりません．

> **point**
>
> アトロピンペナリゼーションを行うと瞳孔が開きまぶしくなるので，プールに入ったり屋外活動が多い季節には注意が必要です．

7 ■ 弱視が残ったまま視力改善が停止した場合，遮閉時間を延長するか，治療方法を変更します

弱視治療が指示通りにできない場合，家族の協力が不可欠であることや弱視治療の必要性について再度説明しましょう．

健眼遮閉しているのに視力が改善しない場合には，もう一度，器質的疾患をチェックします．

> **point** 器質的疾患が弱視の原因だった症例
>
> 左眼の黄斑部の反射が減弱しており，左眼の黄斑低形成と診断した症例です〔健眼遮閉を5時間/日行っても矯正視力は右=(1.2), 左=(0.5)のままでした〕．
>
>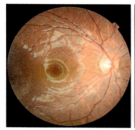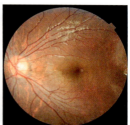
>
> 　　　　右眼　　　　　　　　　左眼

8 ■ 弱視治療を終了する場合は，徐々に遮閉時間を短くし，終了後も2年間は視力低下の再発に注意して経過観察します

　6〜8時間にわたる遮閉を突然中止すると再発率が高いため，2時間まで徐々に漸減し中止します．経過観察中に再度視力が低下した場合は，遮閉を再開します．遮閉再開により視力は戻りやすいといわれています．

▶原因別治療の基本

屈折異常弱視
　➡屈折矯正.

不同視弱視
　➡屈折矯正，追加療法（健眼遮閉，アトロピンペナリゼーション）．

斜視弱視
　➡①弱視治療［屈折矯正，追加療法〔交代遮閉（弱視眼が片眼であれば健眼遮閉など）〕］→ ②斜視治療（眼位矯正）．

形態覚遮断弱視
　➡原因の除去（例：眼瞼下垂，先天白内障 → 早期手術），屈折矯正．
　先天眼瞼下垂があっても，顎上げの代償頭位をとっていたり瞳孔領が露出している場合は形態覚遮断にはなりにくく，屈折異常，特に乱視や遠視性不同視，斜視の合併に注意しながら経過観察します．

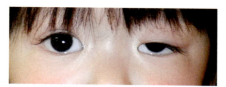

左眼の先天眼瞼下垂．この症例では，左の角膜反射が確認できないため早期の手術を検討します．

　先天白内障でも，水晶体の混濁が軽度であったり視軸にかかっていない場合は，弱視治療を中心とすることがあります．

斜視の用語と法則を知ろう

▶斜 視

斜視 strabismus, heterotropia
　両眼の視線が注視点に集中せず，一方の眼では像が中心窩に映っていない状態．顕性の眼球偏位（眼球ずれ）．

斜位 phoria, heterophoria
　両眼視を行っているときには眼位に異常はないが，融像が妨げられたときに眼位ずれが現れる眼位異常．潜伏性の斜視．

■眼位異常の略語（'は近見眼位を意味する）

ET, ET'：内斜視 esotropia　　EP, EP'：内斜位 esophoria
XT, XT'：外斜視 exotropia　　XP, XP'：外斜位 exophoria
HT, HT'：上斜視 hypertropia
HP, HP'：上斜位 hyperphoria
　　　　　　　あるいは R/L：右上斜，L/R：左上斜

回旋 torsion
眼球の前後軸を中心とした眼球回転.

■ **回旋の略語**

Ex：extorsion 外方回旋　In：intorsion 内方回旋

むき運動（両眼共同運動）version
両眼が同時に，同じ方向へ向く運動.

ひき運動（単眼運動）duction
片眼を遮閉し，単眼での左右上下，斜め方向への運動.

よせ運動（両眼離反運動）vergence
両眼がそれぞれ相反する方向へ運動すること．輻湊や開散など.

輻湊 convergence
両眼の視線が注視物に向かって内方へ向く運動.

輻湊近点 near point of convergence（NPC）
視標を眼に近づけていったとき，それ以上近づくと輻湊ができず，複視が生じるか，一眼が外転する限界点.

AC/A 比 accommodative convergence/accommodation ratio

　調節時に起こる眼球の内方運動（調節性輻湊）の量と水晶体の調節量の比．輻湊量はプリズム（⊿），調節量はジオプトリー（D）で表わす．基準値は2〜5⊿/D．

> **point** AC/A 比を求めてみよう！
>
> Far Gradient 法
> AC/A 比＝（b⊿－a⊿）/D
> 　　a：完全屈折矯正度数で測定した遠見眼位
> 　　b：完全屈折矯正度数に両眼－3.00D 負荷を加えて測定した遠見眼位
>
> 例）実際の屈折度数
> 　　右眼：＋1.00D，左眼：＋1.00D
> 　　両眼に＋1.00Dの眼鏡装用下での遠見眼位が2⊿の内斜視　a⊿＝2⊿
> 　　両眼に－2.00Dの眼鏡装用下での遠見眼位が20⊿の内斜視　b⊿＝20⊿
> 　　よって，AC/A 比＝（20－2）⊿/3.00＝6.00⊿/D

▶眼球運動の法則

眼球は,常に両眼同時に運動しています.

作動筋 agonist
　ある方向への眼球運動を起こす筋.

はりあい筋,拮抗筋 antagonist, antagonistic muscle
　ある方向へ眼球運動を起こすために収縮している外眼筋（作動筋：agonist）と逆方向に動く外眼筋.

ともひき筋,共同筋 ipsilateral synergist
　単眼において同じ方向を見るために共同して作用する2つの外眼筋（例えば,上転に関しての上直筋と下斜筋）.

ともむき筋,共同筋 contralateral synergist, yoke muscle
　両眼で2つの筋が同じ方向へ共同して作用する筋（例えば,右むき運動での右外直筋と左内直筋）.

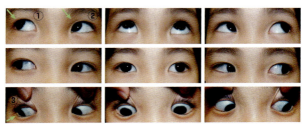

①作動筋…右上直筋，ともひき筋…右下斜筋
②ともむき筋…左下斜筋
③拮抗筋…右下直筋

Sherringtonの法則

作用が拮抗関係にある眼筋では，作用筋が収縮するときに拮抗筋が弛緩します（相反性抑制）．

point Sherringtonの法則

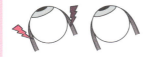

正 常
一方の筋が収縮すれば他方の筋は弛緩するという相互神経支配（reciprocal innervation）があります．

Heringの法則

左右眼で同じ方向に作用をもつ筋（共同筋）では，中枢から同じ大きさの眼球運動を行うよう神経信号が伝達されます．

> **point** Heringの法則
>
>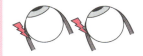
>
> 　　　　　　　　　　　　患眼(左眼)　健眼(右眼)
>
> **正　常**　　　　　　　**例：左外転神経麻痺**
> 左右同じだけ眼球が動き　患眼を動かすため過剰な
> ます．　　　　　　　　　神経信号
> 　　　　　　　　　　　　➡健眼が過度に内転します．

第1偏位 primary deviation

眼筋麻痺や非共同性斜視で，健眼固視したときの眼位ずれ．

第2偏位 secondary deviation

眼筋麻痺や非共同性斜視で，患眼固視したときの眼位ずれ．

第1偏位と第2偏位を比較すると，第1偏位よりも第2偏位のほうが大きいです．

　Hess赤緑試験で，眼筋麻痺があれば障害筋の作用方向で図形が狭くなります．

▶両眼視機能

両眼視 binocular vision
　両眼で物を同時に見ること．

同時視 simultaneous perception
　左右の眼で2つの異質図形を見て，1つの重ね合わさった図形として認識できる能力．重ね合わせ同時視．

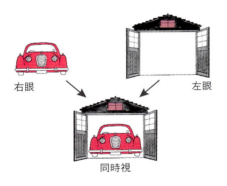

網膜闘争 retinal rivalry

　両眼の中心窩に異質図形が同時に投影されると，どちらかの眼の図形が交代視されたり，両図形の不規則なモザイク合成図などが見えます．

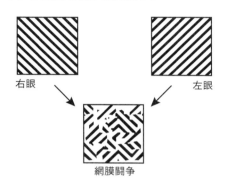

抑制 suppression

　各眼の中心窩に異質図形が同時に投影されると，片方の図形しか認知されません．

融像 fusion

　感覚性融像と運動性融像があります．感覚性融像とは，両眼に投影された同質図形を感覚的に1つに統合し，中枢において単一視する能力です．運動性融像とは，両眼の網膜対応点からはずれた網膜点が刺激されたときに，感覚性融像を得るためにその刺激を網膜対

応点で受けるように眼を動かす反射性の調整です．

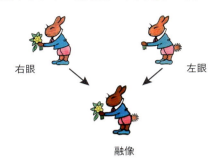

融像

立体視 stereopsis

視差のある同質図形を融像して得られる立体感．その程度は視差（秒："）で表わされます．両眼視機能のなかで最も高度な機能です．

混乱視 confusion

後天性の眼位ずれで，固視眼の像に斜視眼の向いている方向の別の像が重なって見える現象です．

複視 diplopia

視空間の 1 つの物を両眼で見たときに，異なる位置に 2 つ見える状態です．

▶網膜対応

網膜対応 retinal correspondence
　両眼のそれぞれ対応する視方向の関係を示したものです．

網膜正常対応 normal retinal correspondence（NRC）
　両眼の中心窩が共通の視方向をもち，中心窩から等距離にある耳側網膜点と他眼の鼻側網膜点とが対応して共通の視方向をもっている関係です．

網膜異常対応 abnormal retinal correspondence（ARC）
　片眼の中心窩と他眼の中心窩以外の網膜部位が共通の視方向をもっており，両眼の非対応点が同じ方向を見る異常です．

網膜対応欠如 lack of retinal correspondence（LRC）
　それぞれの眼で見ている図形が，重なったり交叉したりしません．

網膜二重対応 double retinal correspondence（DRC）
　網膜正常対応と網膜異常対応の両者を示します．

調和性網膜異常対応 harmonious abnormal retinal correspondence

　非斜視眼の中心窩と斜視眼の中心窩外の部位が対応し，ある程度の融像と立体視が得られている状態．斜視眼の非対応点の位置と他覚的斜視角は一致します．

非調和性網膜異常対応 unharmonious abnormal retinal correspondence

　斜視眼の非対応点の位置が他覚的斜視角より小さい異常です．

抑制暗点 suppression scotoma

　抑制の範囲のこと．内斜視では耳側視野に，外斜視では鼻側視野に限局し，その境界は中心窩を通る垂直線です．抑制は周辺部には広がらず，中心視野に限られることが多いです．

斜視の治療方針を
たてよう

▶ 斜視とは

　"斜視"は，視線がまっすぐに向かない状態です．視機能の発達途中にある小児期，特に乳幼児期に斜視があると，弱視を引き起こしたり，立体視や融像などの両眼視機能にも影響を与えます．

検査の進め方

　網膜芽細胞腫や先天白内障などの眼内疾患が進行し視力低下を起こすと，感覚性斜視を発症します．斜視がきっかけで眼内疾患が見つかることもあるため，散瞳下での細隙灯顕微鏡検査や眼底検査を必ず行い，眼内疾患の有無を確認します．

　乳児内斜視や調節性内斜視を疑う場合には，調節麻痺薬を用いた屈折検査を行い，完全矯正をした眼鏡処方を行い，眼位が変化するかの確認をします（p.93

「眼鏡を処方しよう」参照).

　後天性斜視では，ほかの全身疾患の可能性を鑑別する必要があります．眼球運動障害を伴う場合には，画像診断により頭蓋内疾患の精査や，眼窩や外眼筋の異常の有無の検索を行います．また，重症筋無力症などの全身疾患に関連する斜視もあるため，血液検査などを行います．

治療の目的

　斜視治療の目的は，乳幼児期では眼位を整え両眼視機能を獲得させることが主になります．それ以降では，複視の消失，両眼単一視野を広げること，代償性頭位異常を改善することや，整容面での改善を目的に治療を行います．

　ここでは小児斜視の多くを占める，乳児内斜視，調節性内斜視，間欠性外斜視，先天上斜筋麻痺の治療について述べます．

▶ 乳児内斜視

特　徴

　乳児内斜視は，以下のような特徴があります．
- 40⊿以上の大角度の内斜視であることが多い．

- 生後6ヵ月以内の発症.
- 自然軽快はまれ.
- 弱視（50%）を伴うことが多い.
- 下斜筋過動（IOOA）60%，交代性上斜位（DVD）40%，潜伏眼振40%を伴うことがある.

検査と診断

　まず調節麻痺薬を用いて，屈折異常がないかを確認します．乳児でも早期発症の調節性内斜視を発症することがあるため，もし+2.00 D以上の遠視がある場合には眼鏡による完全屈折矯正を行います（p.93「眼鏡を処方しよう」参照）.

　屈折矯正により眼位が整えば，調節性内斜視と診断され，眼鏡装用を続け定期的な視力検査や眼位検査を行います．

　屈折異常のない場合や，屈折矯正を行っても10Δ以上の内斜視が残っている場合には，手術治療の適応になります．

治　療

　内斜視眼では弱視を伴うことがあります．固視が不良であったり，視反応に左右差があり弱視が疑われる場合には，手術前に健眼遮閉を行い弱視治療を開始します．

point

乳児では1〜2週間で固視眼が交代したり，遮閉により健眼が弱視になることがあるため，1〜2週間ごとに経過観察を行います．

手術は，2歳までの早期手術により立体視が獲得できるという報告があるため，眼位が安定していることを確認したうえで，2歳以下での手術を計画します．比較的小さな角度の内斜視や眼位が変動する場合には，自然軽快することもあるため，早急な手術はせずに経過観察とします．

手術は主に，両眼内直筋後転術を行います．近見眼位をもとに，術後は10Δ以内の眼位になることを目標に手術を行います．

point

術後も屈折異常を伴う場合や，弱視を合併する場合には，引き続き眼鏡装用や弱視訓練が必要です．

手術後内斜視が残存している場合には，調節麻痺薬を用いた屈折検査を繰り返し行い，屈折異常がないかを確認します．それでも10Δ以上の内斜視が残存していれば，追加手術の適応となります．

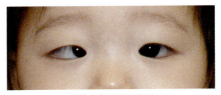
乳児内斜視 手術前

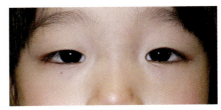
乳児内斜視 手術後

●初回手術が両眼内直筋後転術の場合

■後転量が 5.0 mm 未満
両眼内直筋後転術を追加します．

■後転量が 5.0 mm 以上
両眼外直筋短縮術を施行します．この場合には，初回手術と比較し効果が強く出るため，通常の定量よりも約 1.0 ～ 2.0 mm 減らします．

▶ 調節性内斜視

特　徴

　調節機能が発達する1〜3歳で発症することが多いですが,乳児でも起こります.遠視があると,調節性輻湊の状態となり内斜視となります.

　調節性内斜視は後天内斜視のため,いったんは両眼視機能を獲得していることが多く,早期発見ができ適切に眼位矯正を行うことにより,両眼視機能が回復することが多いと考えられています.

検査と診断

　初期には間欠性で内斜視が明らかではないこともあるため,調節性内斜視が疑われる場合は,必ず調節麻痺薬を使用した屈折検査を行います.＋2.00 D以上の遠視があれば,完全屈折矯正をした眼鏡処方を行い,内斜視が減少するかを確認します.眼位が正位となる純調節性内斜視では,眼鏡装用を継続します.

　眼鏡装用下でも10⊿以上の内斜視がある部分調節性内斜視には,残存内斜視に対して主に内直筋後転術を行います.

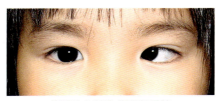

調節性内斜視 眼鏡装用前

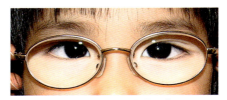

調節性内斜視 眼鏡装用後

　また片眼の固視が強い場合や，視力が不良の場合には斜視弱視が疑われるため，眼鏡装用と同時に健眼へのアイパッチを行い，弱視訓練を行います．

▶ 間欠性外斜視

特　徴

　間欠性外斜視は，アジアでは最も頻度の高い斜視です．外斜視の状態と，外斜位の状態が両方あり，外斜視のときには斜視眼の抑制が起きたり複視が出ますが，外斜位の状態では両眼視機能は良好です．

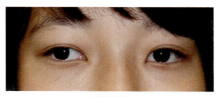

外斜視時

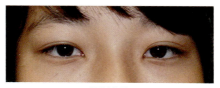

外斜位時

> **point**
>
> 屋外などの明るい場所や,疲れたときや眠いときなどに外斜視が顕性化しやすいです.

分 類

　間欠性外斜視は,遠見と近見の眼位の違いによって,以下のように分類できます.正確な眼位測定が必要ですが,診察場所の明るさや小児の疲労度によっても変動するため,眼位が安定するまで繰り返し検査を行います.

- 基礎型　　　　遠見斜視角 ＝ 近見斜視角
- 輻湊不全型　　遠見斜視角 ＜ 近見斜視角
- 開散過多型　　遠見斜視角 ＞ 近見斜視角

開散過多型には偽開散過多が隠れていることがあるため，次のような検査を行い真の開散過多型かを判定します．

●**診断方法**

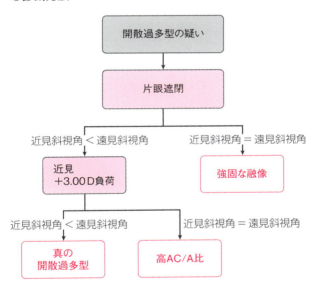

①融像を除去するために片眼を 30 分以上遮閉します.
- ➡ 近見斜視角が増加し遠見＝近見となった場合は,基礎型と診断.

②遮閉でも近見斜視角が変化しない場合は,両眼に＋3.00 D のレンズを装用します.
1 ）近見斜視角に変化がない ➡ 真の開散過多型.
2 ）近見斜視角が増加 ➡ 高 AC/A 比.

　高 AC/A 比の症例に対し遠見斜視角をもとに手術を行うと, 手術後に近見で内斜視となるため注意が必要です. また術後にも遠近両用眼鏡が必要になります.

検査と診断

　まず, むき運動（両眼共同運動）, ひき運動（単眼運動）とも行い, 眼球運動障害（内転障害）がないかを確認します. 同時に斜筋の動きを確認し, A 型や V 型の有無を確認します. 散瞳下での細隙灯顕微鏡検査, 眼底検査で器質的疾患を除外します. また, 視力検査を行い, 屈折異常がある場合には眼鏡装用を行います.

非観血的治療

　非観血的治療には, 眼鏡装用, 視能訓練があります. 軽度の近視でも屈折矯正によって, 眼位の安定とコントロールが良好になることがあるため, 眼鏡装用をす

すめます.

　視能訓練には，プッシュアップ法や三点カード，交代遮閉があります．外斜位のコントロールが良好で，両眼視機能が保てているのであれば，非観血的治療で経過観察を行います．

観血的治療

　恒常性外斜視を呈している場合には，両眼視機能を獲得させるため早期に手術を行い，術後 8 〜 10Δ 以内の斜視角を目標にします．

　間欠性外斜視では，術後過矯正となり内斜視の状態が続いた場合に斜視弱視を生じたり，両眼視機能の永久的な喪失をきたす可能性があるため，4 歳以上での手術を計画するのが望ましいと思われます．

point 手術を検討する状態

- 立体視の低下など，両眼視機能の低下が疑われるとき
- 複視を自覚するとき
- 眼精疲労の原因となっているとき
- 本人および家族が，整容面が気になるとき

また，家庭や病院での眼位のコントロール状態をNewcastle Control Score（NCS）を用いて評価することにより，客観的に眼位のコントロールについての経過をみることができます．

Newcastle Control Score

	評価内容	スコア
家庭での評価	斜視や片目つぶりに気がつかない	0
	遠見の50％未満で斜視や片目つぶりにたまに気づく	1
	遠見の50％以上で斜視や片目つぶりに気づく	2
	遠見・近見ともに50％以上で斜視や片目つぶりに気づく	3
診察での評価（近見と遠見）	遮閉で顕性になるが，瞬きせずに戻る	0
	遮閉で顕性になるが，瞬きや刺激で戻る	1
	遮閉で顕性になり，戻らない	2
	自然に顕性になり，戻らない	3

家庭，診察でのコントロール状態を評価．合計点の最高は9点．

●手術法

手術の方法は，内直筋の強化（前転術），外直筋の弱化（後転術）を単独もしくは組み合わせて行います．術後は10Δ以内の眼位を目標とします．術後数ヵ月で外斜視の戻りがでることがあるため，術直後にはやや過矯正となるよう手術を行うことがありますが，過

矯正にすることで術後に複視が生じることもあります．

手術法に関しては，いまだ議論がありますが，一般的には下記のような方針で行うことが多いです．

- 基礎型 ➡ 片眼の前後転術，もしくは，両眼の外直筋後転術
- 輻湊不全型 ➡ 片眼の前後転術，もしくは，両眼の内直筋前転術
- 開散過多型 ➡ 両眼の外直筋後転術

▶先天上斜筋麻痺

小児の上下斜視の原因には，先天上斜筋麻痺，下斜筋過動（IOOA），交代性上斜位（DVD）がありますが，最も頻度が高いのが先天上斜筋麻痺です．

臨床症状
- 正面視で上下斜視があります．
- 下斜筋過動を伴うことが多いです．
- 代償性頭位異常をとります ➡ 上下斜視の偏位量を減らすために，患眼と反対側に頭位傾斜をしています．
- 代償性頭位異常が続くと，顔面非対称や脊柱の弯曲を伴うことがあります．

- 代償性頭位異常を呈している場合には，視力や両眼視機能は良好なことが多いです．
- 先天上斜筋麻痺は，上斜筋腱付着部の異常を伴うことが多いです．
- 成人になり融像力が低下してから，上下斜視が顕性化することがあります．

診　断

- Parks 3 step test および，Bielschowsky 頭部傾斜試験が陽性なことを確認します．
- Double Maddox rod 試験（または大型弱視鏡検査）で自覚的回旋偏位を評価します．通常，回旋偏位はありません．
- 必要に応じて，MRI で上斜筋萎縮の有無を確認します．
- 手術時には術前に牽引試験を行います ➡ 眼球を上内転させた状態で，上斜筋牽引試験を行うことで，上斜筋の形態を推測することができます．

治　療

　頭位異常がある場合や，顔面非対称が出ている場合には，手術の適応になります．

　手術は，患眼の下斜筋減弱術，上斜筋強化術，上直筋後転術，健眼の下直筋後転術を組み合わせて行います．

point 浜松医科大学での術式選択

手術時に全身麻酔下で上斜筋牽引試験を行い，上斜筋の状態によって手術方法を決定します．
- 上斜筋が正常 ➡ 患眼下斜筋切除術
- 上斜筋が弛緩 ➡ 患眼下斜筋切除術＋上斜筋縫い上げ術
- 上斜筋が欠損 ➡ 患眼下斜筋切除術＋患眼上直筋後転術もしくは健眼下直筋後転術，あるいは患眼下斜筋前方移動術

　上斜筋縫い上げ術では，手術時に先天的に上斜筋の形態的な異常の存在がわかり，その場合には術式を変更する必要があることや，手術後に医原性 Brown 症候群をきたしやすいため，注意が必要です．

　また下斜筋過動が著明な症例では，下斜筋過動の矯正効果に加え，抗上転作用を期待し，下斜筋前方移動術を選択しています．

Q & A
小児の眼科でよくある質問とその答え方

Q 　　**遠 視** 3歳

「本人は見えにくそうにしている様子はないのに，治療する（眼鏡をかける）必要があるのでしょうか？　また，治療にはどれくらいの期間がかかりますか？」

A　「遠視」は「近視」「乱視」と並ぶ屈折異常の一種で，治療の基本は眼鏡装用となります．「近視」は近くに焦点が合うため，遠くは見えにくいですが，近くは見えています．それに対して，「遠視」は遠くにも近くにも焦点が合うところがなく，遠くも近くもはっきりと見えず，近くにくればくるほど見えにくくなるという状態です．また，遠視の場合，視力が出ていなくても自分から見えにくいと訴えることはあまり

ありません．生まれたときからその状態で，それが普通だと思っているからです．

はっきり物が見えない状態のままでいると，物を見る力が育ちにくくなります．物を見る力は8歳くらいまでの間に決まりますので，そこまでの間にはっきりと物を見られる状態を作ってあげないと，その後はいくら眼鏡を強くしても視力が出ない，つまり「弱視」となってしまいます．ですから「遠視」の場合，少なくとも視力がきちんと育ち，弱視となる可能性がなくなるまでは眼鏡をかけておく必要があります．その後は，遠視の程度によっては眼鏡が不要になることもありますが，遠視が強く眼鏡なしでは見えにくい場合はそのままかけ続けることになります．ある程度年齢が高くなれば，眼鏡の代わりにコンタクトレンズを使用することも可能となります．

両下眼瞼内反症　7歳

「症状は全くないのですが，手術は必要なのでしょうか？」

小児の内反症は，一般的に下まぶたによく起こります．まつ毛が角膜（いわゆる黒目）にあたると，その刺激により充血，流涙，めやにといった症状が出ることがあります．また，角膜に傷をつけてにごりが出たり，角膜の傷が原因で乱視が進行して視力が落ちることもあります．

3歳くらいまでは顔の成長に伴い内反症が自然に軽

快することはありますが，それ以降になると自然軽快は難しくなりますので，3歳以降で内反症による症状がある場合には手術が必要です．視力に異常がなく症状もなければ，角膜保護剤の点眼などで様子をみて，局所麻酔で手術ができる年齢になるまで待ってもよいかもしれません．個人差はありますが，早ければ10代後半から可能な子もいます．

また手術をした場合，二重瞼のように皺ができるので，顔の印象が少し変わるかもしれません．

Q アレルギー性結膜炎　9歳

「長期にわたって市販の目薬を使用していますが，このように漫然と薬を使用してもよいのでしょうか？」

A アレルギー性結膜炎は，症状が季節により出てくる季節性のものと年中症状がある通年性のものに大きく分けられます．通年性である場合，お子さんのように長期にわたり点眼を必要とすることがあります．もちろん，目薬なしで過ごせるのが一番よいのですが子どものアレルギー性結膜炎の場合，眼をこすることなどで状態を悪化させることが多いので，薬を常用しなくてはならないこともあります．目薬を継続して使用する際は市販のものではなく，定期的に眼科を受診し眼の状態を確認してもらいながら，医師の処方薬を使用するのがよいかと思います．また，アレルギーの原因物質を特定し，できる限り原因を取り除く

こ'とも大切です．具体的な原因物質は，血液検査で調べることができます．最近では小児用の保護眼鏡の種類も豊富になってきていますので，薬以外の方法も試してみるとよいでしょう．

Q 視力低下(近視) 12歳

「夫は眼が良いのですが，私は近視が強いです．視力には遺伝的要素はありますか？」

A 近視には，遺伝と環境が関与します．遺伝的要素では，片方の親が近視だと，両親ともに近視ではない場合に比べて2倍近視になりやすいといわれています．

Q 斜視や眼振にみられる頭位異常

「正面で見ることがあまりありませんが，正面を向くようにさせたほうがよいのでしょうか？」

A 斜視や眼振のせいで，物を見るときに真正面から見ず，顎を上げたり，顔を回して見ている場合，真正面から見るとかえって物が見えにくいと，顔の向きや首の傾きでうまく見えるように本人が無意識のうちに調節しています．正面を向けさせる必要はなく，一番見やすい位置で見させてあげてください．無

理に顔の位置を変えても，本人にとっては見えにくいだけで，かえって視機能の発達を妨げることがあります．症状がひどい場合には，眼鏡や手術で治療することができますので，ご相談ください．

Q コンタクトレンズ相談

「スポーツをする際コンタクトレンズを使用したいのですが，何歳から使用できますか？また，子ども用のコンタクトレンズはありますか？」

A コンタクトレンズには，子ども用のものはありません．どうしてもということであれば，大人用のものを使用することになります．しかし，コンタクトレンズは管理が難しく，小さな子どもが正しい操作で，適切に使用することができるかは疑問です．誤って使用したりプールで使用したりすると，細菌が入ったり，眼に傷を作ったりして重篤な合併症をきたすことがあります．スイミングやスポーツ用のゴーグルは度を入れることができますので，コンタクトレンズ以外の方法で対処するべきでしょう．コンタクトレンズは自分ですべてを管理できるようになってからの使用が望ましいです．

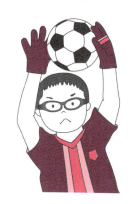

Q 眼 脂

「ひどいわけではないのですが，日常的にめやにが出ます．何か原因がありますか？」

A 一時的な眼脂（めやに）の原因は細菌やウイルスによる感染のことが多いですが，日常的に出るとなると別の原因を考える必要があります．代表的なものとしては，アレルギー性結膜炎，ドライアイなどが挙げられます．さかまつげでも眼脂がたまりやすいことがあります．また，新生児や乳児の場合，先天鼻涙管閉塞なども鑑別しなければなりません．原因により治療法や使用する目薬も変わってきますので，眼科への受診が必要です．

Q 不同視（矯正視力は良好） 10歳

「右は1.0，左が0.2ですが両眼で0.7まで見ることができるようです．そのため，眼鏡をかけていませんが，眼鏡を作ったほうがよいのでしょうか？」

A 視力の悪いほうの眼が遠視なら，勉強のときに見えにくかったり疲れやすくなったりします．また，左右の眼に視力差があるのを放置していると斜視になりやすかったり，斜視が悪化したりしやすいので，眼鏡をかけたほうがよいでしょう．

Q 眼鏡について

「眼鏡にあこがれがあるようで，友人の眼鏡を借りてかけることがあるようです．眼が悪くないのに眼鏡をかけると視力が低下すると聞いたことがあるのですが，本当でしょうか？」

A 近視の場合，強めの眼鏡をかけると度数が進行しやすいといわれていますが，常にかけているのでなければ，それほど気にする必要はないでしょう．ですが，眼に合っていない眼鏡をかけていると，頭痛や体調不良の原因となることがあります．本当にあこがれだけなのか，本当は見えていないのではないかを確認しましょう．

Q 「不同視差が大きかったり，乱視が強い場合，眼鏡よりコンタクトレンズのほうがよいのでしょうか？」

A 小児の不同視は軸性不同視が多く，眼鏡の矯正でも不等像視は少なくなります．また，不等像視があっても，成人より対応が可能です．心配なときには，New Aniseikonia Test（AWAYA）でチェックしてください．乱視矯正による像の歪みも小児は適応ができます．

Q&A 小児の眼科でよくある質問とその答え方

Q
「眼鏡をもっと軽く作ることはできませんか？」

処方箋に"薄型加工"と記載すると，眼鏡店が工夫してくれます．また，"外径指定"と処方箋に記載すると，フレームに合った小さい外径のレンズで作成できます．フレームも大きすぎないものを選びます．

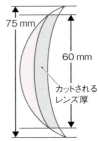

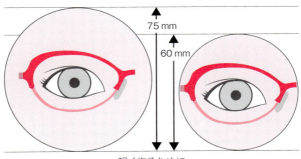

軽く作るために

Q
「視力が良くなってきたのでレンズを弱くしなくてよいですか？」

視力が良くなったのは治療の成果で，レンズ度数を変える必要があるかどうかはわかりません．調節麻痺薬を使ってチェックしてみましょう．

「調節性内斜視ですが,スイミングのときに眼鏡をはずすと斜視が目立って,いじめられそうで心配です」

スイミング用ゴーグルに,遠視でもレンズ度数を加入することができます.

「"眼鏡をかけると見えない"といって眼鏡をかけてくれません.どうしたらよいですか?」

クリニックでアトロピン点眼をするか,アトロピン点眼を処方して,眼鏡をかけないと見えない状態にします.健眼の視力が落ちないように,注意して眼鏡処方します.

point

この眼鏡をかけても,すぐによく見えるわけではないことを家族に説明しておきます.

付　　録

小児問診票 ────────────────── 157
調節麻痺薬による屈折検査(サイプレジン) ─── 160
調節麻痺薬による屈折検査(アトロピン) ──── 162
調節麻痺薬による屈折検査(軟膏) ──────── 164
アイパッチ訓練 ─────────────── 166
アイパッチ日記 ─────────────── 168
輻湊(内寄せ)訓練 ─────────────── 169
手術説明書 ──────────────── 171
図による手術説明書 ──────────── 173
眼科手術後の注意点 ──────────── 174

　　　　　　　　　＊　＊　＊

浜松医科大学式 斜視手術セット ──────── 176

付録の 157〜175 ページは，浜松医科大学附属病院眼科外来で実際に使用している問診票やリーフレットの内容です。三輪書店ホームページ（https://www.miwapubl.com）の『ポイントマスター！小児眼科・弱視斜視外来ノート』の紹介ページよりダウンロードできますので，ぜひご活用ください。

小児問診票（書ける範囲でご記入ください）

お名前 _____　　**愛称** _____
男・女（　歳　ヵ月）身長 _____ cm　**体重** _____ g・kg

1. いつからどのような症状があるか、詳しくお書きください。
   _____

2. 今回の症状のことでほかの施設を受診されましたか。　はい　・　いいえ
   病院名_____いつ頃_____
   病名_____
   経過_____

3. 今までに病気にかかったことがありますか（年齢、病名、治療中か完治しているか）。
   _____

4. 薬や食べ物でアレルギーはありますか。
   ない　・　ある（_____）

5. 成長・発達について
   ・発達段階で今まで医師に何か言われたことがありますか（または気になっていること）。
   _____

   ・お体に不自由なところはありますか。
   目 ・ 耳 ・ 足（車椅子、杖）・ 言葉 ・
   その他（　　　　　　　　）

次ページへ続きます。ご記入をお願いします。

6．出生時のことについて
　・分娩　（正常分娩　・　異常分娩）
　・在胎週数＿＿＿＿＿週　出生時体重＿＿＿＿＿g
　　身長＿＿＿＿cm
　・出生時のご両親の年齢　父＿＿＿歳　母＿＿＿歳

7．ご家族のこと
　・血縁関係のある方で、目のご病気の方はいますか。
　　　　いない　・　いる（＿＿＿＿＿＿＿＿＿＿＿＿＿）
　・現在一緒に住んでいる家族構成をお書きください。
　　＿＿＿＿＿＿＿＿＿＿＿＿＿＿＿＿＿＿＿＿＿＿＿
　・今日病院に一緒に来ているのは（お子さんからみて）
　　　父・母・兄弟・姉妹・祖父母・親戚・その他

8．該当する項目を○で囲んでください。

- くろめの大きさ、色が左右違う。
- ひとみの中央が白く見えることがある。
- 涙っぽく、めやにが多く、しろめが赤く、まぶしがることがある。
- まぶたの大きさ、外見上気になることがある。
- 両目の視線が合わない、または、よったりはずしたりする。
- 目が揺れる。
- 暗くなると動きが鈍くなる。
- 目を細めたり、顔をしかめたり、首を傾げたりして物をみつめることがある。

次ページへ続きます。ご記入をお願いします。

- 歩くときにはよく物にぶつかったり、階段をこわがる。
- 片目ずつを隠して、物を見ることができない。
- 絵を描くときに色の使い方がおかしい。
- 皮膚病、ひきつけ、マヒ（麻痺）がある。
- 頭、顔のけがをした。
- 長く薬を飲んでいる、入院をしたことがある。

9. ほかに話しておきたいことがあれば、何でもご記入ください。

調節麻痺薬による屈折検査 (サイプレジン)

❶ 目薬をする理由

　物を見るとき、目の中では筋肉（毛様体）の緊張が起こり、水晶体を厚くしピントを合わせます。これを『調節』といいます。

　正確な検査を行うために、調節を一時的に休ませる目薬を点眼し屈折検査をします。

❷ 目薬によって起こる目の状態

- ★ 調節ができないため、物を見たときピントが合わせにくくなり、特に近くが見えにくくなります。
- ★ ひとみ（瞳孔）が大きくなり、光をまぶしく感じます。

　※以上の変化は一時的なものですが、通常の状態に戻るには約24時間かかります。

足下が見えにくくなります。

段差・階段などは十分気をつけてください。

❸ 検査の進め方

- 両目に一滴ずつ点眼します
- 5分後に再度点眼をします。
- 2回目の点眼から約45分後に、詳しく視力検査を行います。

視力検査の結果によっては、眼鏡を作成することがあります。
その場合は、検査用の眼鏡を一時的に装用していただき、そのまま診察することになります。

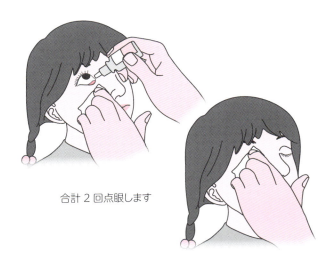

合計 2 回点眼します

> ご不明な点がありましたら、お気軽にご連絡ください。
> 浜松医科大学附属病院 眼科外来　TEL 053－435－2656

調節麻痺薬による屈折検査（アトロピン）

❶ 目薬をする理由

　物を見るとき、目の中では筋肉（毛様体）の緊張が起こり、水晶体を厚くしピントを合わせます。これを『調節』といいます。

　特に子どもは、調節を休ませることができないため正確な検査ができません。そこで調節を一時的に休ませる目薬を点眼し、屈折検査をします。

❷ 目薬によって起こる目の状態

★ 調節ができないため、物を見たときピントが合わせにくくなり、特に近くが見えにくくなります。

★ ひとみ（瞳孔）が大きくなり、光をまぶしく感じます。

※以上の変化は一時的なもので、点眼を中止すれば1～2週間で元に戻ります。

❸ 目薬の使い方

★ 1日2回、朝 右目・夜 左目 に1滴ずつ7日間点眼してください。

	目	/	/	/	/	/	/	/ （検査日）
朝	右	ー						
夜	左							ー

★ 乳幼児では、まれに顔が赤くなったり、発熱することがあります。そのため、点眼後に目頭を1～2分くらい手で押さえ、体に吸収されないようにしてください。

※万が一、上記の症状が発症したら点眼を中止して、下記までご連絡ください。

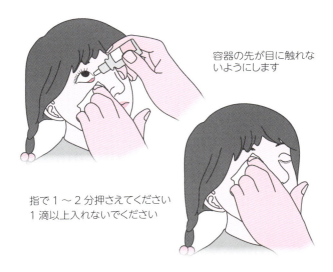

容器の先が目に触れないようにします

指で1〜2分押さえてください
1滴以上入れないでください

❹ 注意

★ 点眼した日から20日間くらいは、まぶしいため水泳・スキーは中止してください。
★ 目薬は冷蔵庫で保管してください。
★ 目薬は、検査のため上記期間以外、本人以外は絶対に使用しないでください。
★ 舐めたり飲んだりしても危険ですので、幼児の手の届かないところに保管してください。
★ 使用後の目薬は、来院の際に持参してください。

ご不明な点がありましたら、お気軽にご連絡ください。
浜松医科大学附属病院 眼科外来　TEL 053−435−2656

調節麻痺薬による屈折検査（軟膏）

❶ 軟膏をする理由

　物を見るとき、目の中では筋肉（毛様体）の緊張が起こり、水晶体を厚くしピントを合わせます。これを『調節』といいます。

　特に子どもは、調節を休ませることができないため正確な検査ができません。そこで調節を一時的に休ませる軟膏を塗布し、屈折検査をします。

❷ 軟膏によって起こる目の状態

★ 調節ができないため、物を見たときピントが合わせにくくなり、特に近くが見えにくくなります。
★ ひとみ（瞳孔）が大きくなり、光をまぶしく感じます。
　※以上の変化は一時的なもので、薬を中止すれば1〜2週間で元に戻ります。

❸ 軟膏の使い方

★ 1日2回、朝 右目・夜 左目 に7日間塗布してください。

	目	/	/	/	/	/	/	/（検査日）
朝	右	－						
夜	左							－

★ 乳幼児では、まれに顔が赤くなったり、発熱することがあります。
　※万が一、上記の症状が発症したら軟膏を中止して、下記までご連絡ください。

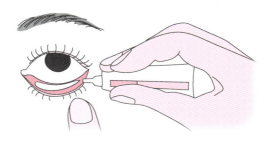

❹ 注意

- ★ 薬を使用した日から 20 日間くらいは、まぶしいため水泳・スキーは中止してください。
- ★ 薬は暗所で保管してください。
- ★ 検査の軟膏薬のため、本人以外は絶対に使用しないでください。
- ★ 舐めたりしても危険ですので、幼児の手の届かないところに保管してください。
- ★ 使用後の軟膏薬は、来院の際に持参してください。

ご不明な点がありましたら、お気軽にご連絡ください。
浜松医科大学附属病院 眼科外来　TEL 053－435－2656

アイパッチ訓練

❶ アイパッチを行う理由

　良いほうの目を隠し、遠視や斜視などで視力が低下している目を積極的に使わせて視力の発達を促すためです。

❷ アイパッチの行い方

- ＿＿右＿・＿左＿目に1日＿＿＿＿時間、アイパッチを貼ってください。
- 1日のうちで何回かに分けても構いません。
（例えば、『1日4時間』を4回に分けて1時間ずつ行ってもよいでしょう）
- アイパッチをしている間は、積極的に目を使いましょう。
（例えば、絵本を読む、お絵かきをする、テレビを見るなどしましょう）
- 継続することで効果がみられます。

❸ 注意

- 肌に直接アイパッチを貼るため、皮膚の弱いお子さんは、皮膚かぶれを起こすことがあります。その予防のために、アイパッチの端を折るなどして工夫をするとよいでしょう。
また、眼鏡に布のアイパッチを装着するタイプもあります。
- 片目を隠すため、見える範囲が狭くなります。
室内で行い、近くで物を見させるようにするとよいです。

♪♪楽しくアイパッチを♪♪

　よく見える目を隠すため、見えにくくなり嫌がったり、ストレスを感じたりします。
　少しでも楽しく治療を行うために、アイパッチに子どもの好きなキャラクターなどの絵を描いて、工夫をするとよいでしょう。
　ご家族の方の協力が視力の向上につながります。みんなで協力しましょう。

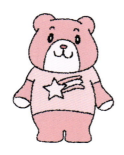 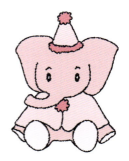

ご不明な点がありましたら、お気軽にご連絡ください。
浜松医科大学附属病院　眼科外来　TEL 053－435－2656

アイパッチをする目　右　・　左
アイパッチをする時間　1日＿＿時間

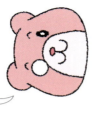

日付とアイパッチできた時間を書いてね！

合計時間	
合計日数	
平均時間	

1日の平均時間を計算してください。

アイパッチ日記

日	月	火	水	木	金	土
/	/	/	/	/	/	/
/	/	/	/	/	/	/
/	/	/	/	/	/	/
/	/	/	/	/	/	/
/	/	/	/	/	/	/
/	/	/	/	/	/	/
/	/	/	/	/	/	/
/	/	/	/	/	/	/
/	/	/	/	/	/	/

輻湊（内寄せ）訓練

❶ 輻湊（内寄せ）訓練とは

外に向きやすくなっている目を内に寄せる訓練です。

❷ 輻湊（内寄せ）訓練の行い方

● 訓練カードを使用して、訓練を行います

1）カードの三角に切り込まれた部分を鼻にあてます。
2）遠方を見ます。カードに貼られたシールを遠いシールから近いシールへと順にゆっくり集中して見ていきます。
3）一番近くのシールまで見たら、遠いシールへ戻ります。最後に遠方を見ます。
4）シールを見ている本人は、カードの中央の線を意識します。

　　見ているシールを中心に線が『×』となって見えるかを確認しながら、見る位置を移動させていきます。両目で見ていなければ、『×』と見えません。『×』と見えていない場合は、一つ遠いシールへ戻

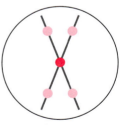

両眼視しているときのイメージ

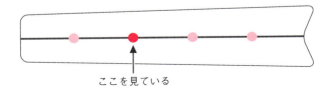

ここを見ている

り、『×』になっていることを確認します（理解できる場合で構いません）。

● **訓練のお手伝いを**

　訓練中、目の位置を観察し、両目でシールを見ているかを確認します。

　視線がはずれていたら、一つ遠いシールに戻し、目を内に寄せるように注意を促します。

　シールを中心に線が『×』に見えるかを確認します。

● 1日 ＿10＿ 往復　×　＿2〜3＿ 回
　　　　　　　　　　　　　行ってください

♪♪楽しく訓練を♪♪

　少しでも楽しく治療を行うために、シールを子どもの好きなキャラクターにするなど、工夫をするとよいでしょう。ご家族の方の協力が治療効果につながります。みんなで協力しましょう。

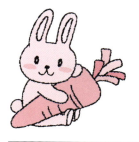 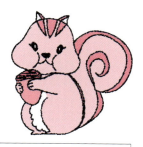

ご不明な点がありましたら、お気軽にご連絡ください。
浜松医科大学附属病院 眼科外来　TEL 053－435－2656

手術説明書

傷病名
手術の術式
手術予定日　　　　年　　月　　日

手術の内容、合併症および予後など

【目 的】
眼位矯正、両眼視機能の獲得

【内 容】
あなた（お子さん）の手術は、全身麻酔で行います。

それぞれの目には6本の筋肉がついていて、微妙なバランスを保っています。そのバランスが崩れているために斜視になっていますので、目の筋肉の力を弱めたり強めたりする手術をします。

手術の際に、予定と異なる方の目や、異なる筋肉の手術になることがありますが、これは手術中の判断により、より効果的な方法を選択するためです。最終的には医師の判断にお任せください。

全身麻酔の場合、手術の際に両目とも触って目の動きを確かめるために、手術後に手術をしなかった方の目も赤く出血することがあります。

【合併症】
手術中に眼球の壁が傷ついたり、筋を見失うことが稀にあります。その場合は追加で処置を行うこともあります。

【問題点】

手術後は物が２つに見えたり、めまいがしたりすることがありますが、徐々に慣れてきます。

糸によるアレルギーが起きることがあります。

過矯正、低矯正になり、再手術が必要になることがあります。

現在の傷病名と考えられる手術の必要性、危険性、合併症および予後などについて説明致しました。

担当医師：

同意書

私は上記の説明を受け手術の内容、合併症および予後などに関して十分に理解し、納得しましたので同意致します。

　　　年　　　月　　　日

患者様氏名＿＿＿＿＿＿＿＿＿＿＿＿
ご家族等氏名＿＿＿＿＿＿＿＿＿＿
　　　　　　　　患者様との続柄（　　　）

図による手術説明書

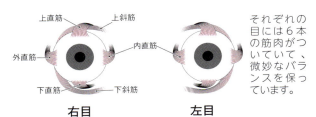

手術は結膜（白目の表面）を切って行います。

皮膚には一切傷はつきません。結膜の傷は肉眼的にはほとんどわからなくなります。

溶ける糸を使うので抜糸の必要はありません。

眼科手術後の注意点

術後の基本的な通院スケジュールは、手術翌週、約1ヵ月後、約3ヵ月後となります。

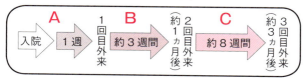

退院後の生活

傷口を糸で縫っているためごろごろしたり、めやにが出るために目をこすりがちになります。不潔な手でこすると、再出血したり傷口が開いたり、化膿して傷の治りが遅れることがありますので注意してください。

A 退院後1週間（1回目外来まで）
傷口はまだ完全についていません。
点眼、内服を行い目を清潔に保ち、安静にしてください。

許可されるもの
- テレビ（遠くのものを見ることは大丈夫です）
- 入浴は首から下のシャワー（目を濡らさないようにしてください）
- 通勤、通学（本人の状態によってはお休みしてください）

避けてほしいもの
- 洗顔、洗髪（傷口を濡らさないようにしてください）
- 激しい運動、風の強い日の外出、砂遊びなど
- 読書、携帯ゲーム、パソコン（近くを見ると傷口が痛んだり疲れることがあります）

B 退院後1ヵ月（2回目外来まで）

傷口は表面がつきかかっているところです。

許可されるもの
- 洗髪、幼稚園、学校、軽い運動、体育、外出、読書、ゲーム

避けてほしいもの
- プール、温泉などの公衆浴場

C 退院後1ヵ月以降

傷口はほぼついています。目をこすらない習慣をつけましょう。

普段通りの生活をおくってください。

2回目の外来で問題なければプールや海水浴場も可能ですが、あまり充血がひどくなるようでしたら病院までご連絡ください。

浜松医科大学附属病院 眼科外来　TEL 053－435－2656

浜松医科大学式　斜視手術セット

Katena K3-6610 ヘルベストン氏斜視鈎 6 mm（2本）

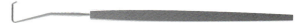

Handaya HS-2547A 斜視鈎（大 11 mm）（2本）

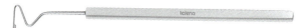

Inami S-149 グリーン氏斜視鈎

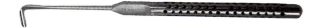

Katena K3-6820 ガイトン氏小切開斜視鈎

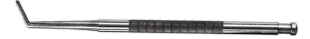

Titan OE018.03L ライト氏グルーブフック　左

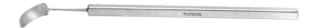

Storz 67050 Bangerter Muscle Clamp

Katena K1-9010（Barbie 7 mm wide ※写真），
　K1-9012（Big Barbie 9 mm wide），K1-9012
　（Big Barbie 9 mm wide）ヘルベストン氏開創器

Inami S-845RL(大 17 mm), S-845RM(中 14 mm), S-845RS(小 11 mm) デマル氏開瞼鈎

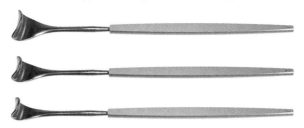

Inami M-301R 新潟大学ショート持針器 止無 逆マチ式

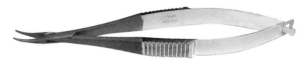

Inami BM-560 バラッケー氏マイクロ持針器 止無

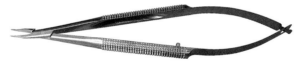

Geuder G-18940 ポーフィック氏縫合鑷子 太 0.90 mm 歯（2本）

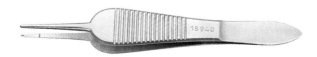

Inami M-5R マイクロ角膜縫合鑷子 C 型ウルトラファイン 0.12 mm

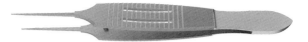

Inami M-171R マイクロ結紮鑷子ウルトラファイン

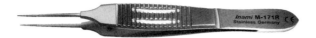

Inami S-520S ウエストコット氏腱切除剪刀 反 鋭

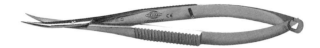

Inami S-510SS 直剪刀 鋭

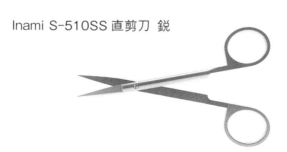

Inami S-510CS 反剪刀 鋭

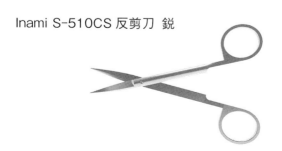

Katena K5-2553 ムーディー氏固定鑷子 左

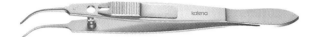

Katena K5-2554 ムーディー氏固定鑷子 右

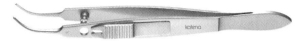

Inami S-88STL M.Q.A. スティック スタウト

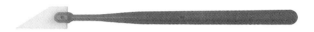

Inami KI-60 〜 63 開瞼器ノングレア 大（右眼用，左眼用），小（右眼用，左眼用）

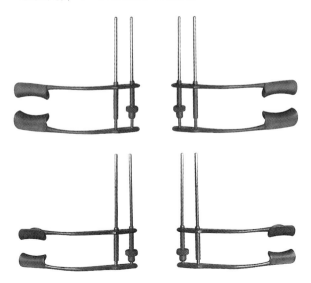

Inami MH-109 マイクロ止血鉗子 無鉤 曲（3本）

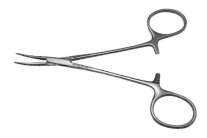

Inami MH-108 D マイクロ止血鉗子 小 無鉤 直（2本）

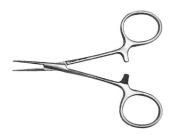

HOGY 220429456201 眼科ドレープ・両目浜松医大

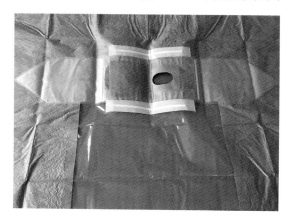

Inami S-200S カストロヴィーホー氏カリパー 直

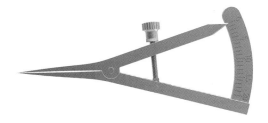

Handaya HS-2839 ライトシールド

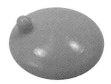

Inami S-170 B スパーテル 1.5 mm

Muranaka 2730PBX BONIMED サージカルスキンマーカー

> その他

- 雑剪
- 27 G 鈍針・鋭針
- 消毒鉗子（2本）
- バイポーラ鑷子
- 1段針（2本）
- ガーゼ
- 綿棒
- シャーレ/カップ

索　引

数　字

1色覚……………108
9方向眼位……………56

欧　文

● A ●
A型……………140
AC/A比……………121
ACT……………64
ADHD……………18
alternate cover test……………64
alternate prism cover test……………67
APCT……………67
ASD……………18

● B ●
Bagolini 線条レンズ検査……………83
Bielschowsky 頭部傾斜試験……56, 144
binocular vision……125
Brown 症候群……………59

● C ●
confusion……………127
cover-uncover test……61
Cyclophorometer……91

● D ●
diplopia……………127
Dot visual acuity test……………35
Double Maddox rod 試験……………86, 144
Duane 症候群Ⅰ型……………59
Duane 症候群Ⅱ型……………59
Duane 症候群Ⅲ型……………59

● F ●
fusion……………126

● H ●
Hering の法則……………124
Hirschberg 試験……3, 59

● K ●
Krimsky プリズム試験……………3, 60

● L ●
Lang stereotest Ⅰ…76

● M ●
MNREAD-Jk……………46
Moebius 症候群……59

● N ●
Newcastle Control Score……………142

● P ●
Parks 3 step test…144
PAT……………70
PL……………17
Pola test……………82
prism adaptation test……………70

● R ●
Randot Stereotest…80
red reflex……………49
retinal rivalry……………126

● S ●
Sherrington の法則……………123
simultaneous perception……………125
single prism cover test……………65
SPCT……………65
Stereo Fly Test……77
stereopsis……………127
suppression……………126

● T ●
Teller Acuity Cards®……………34
two-pencil test……75

● U ●
uncover test……………62

● V ●
V型……………140
V型外斜視(位)……69

● X ●
X連鎖性若年網膜分離症……………108

和　文

● あ ●
アイケア手持ち眼圧計……………51
赤フィルタ……………7
アトロピン……………44
アトロピンペナリゼーション……………112, 115, 117
アトロピン硫酸塩……96
アレルギー性結膜炎……………148

● い ●
医原性 Brown 症候群……………145

● う ●
薄型加工……………153
雲霧……………39

● え ●
絵視標……………36
遠見立体視検査……82
遠視……………146

● お ●
黄斑低形成……………108
大型弱視鏡……………89
オートレフラクトメータ……………27

● か ●
開散過多型……………139
回旋……………120
回旋偏位……………89
回旋偏位検査……………86
外転神経麻痺……………59
学習障害……………14, 18
角膜反射……………3, 60
家族性滲出性硝子体網膜症……………108
滑車神経麻痺……………59
眼圧検査……………51
眼位検査……………55
感覚性斜視……………131
眼窩底骨折……………59
眼鏡……………152
眼鏡処方……………93
眼鏡視力……………45
間欠性外斜視……………137
眼瞼下垂……………117
眼脂……………151
眼振阻止症候群……………58, 59
眼底検査……………52
眼底反射……………49

● き ●
基礎型……………139

182

偽内斜視…………………59
共同筋……………………122
近見視力…………………42
近視立体視検査…………75
● く ●
屈折異常弱視………21, 105
屈折検査…………………21
● け ●
形態覚遮断弱視…………106
検影器……………………22
検影法……………………22
嫌悪反応………………12, 17
健眼遮閉……………112, 117
限局性学習障害…………18
● こ ●
高 AC/A…………………140
交差固視…………………58
交代遮閉試験……………64
交代性上斜位
………6, 64, 133, 143
後天性斜視………………132
固視………………………17
固視目標…………………2
コミュニケーション……14
コンタクトレンズ相談
……………………150
混乱視……………………127
● さ ●
三点カード………………141
● し ●
自覚的屈折検査…………39
軸性不同視………………152
シクロペントラート塩
酸塩……………………96
視神経低形成……………108
字づまり視力表…………4
字ひとつ視力検査………38
字ひとつ視力表…………4
自閉スペクトラム症……18
斜位………………………119
遮眼子……………………6
弱視………………………103
弱視治療…………………111
斜視…………………119, 131
斜視弱視…………………104
遮閉―遮閉除去試験……61
遮閉除去試験……………62
小児緑内障………………108
視力検査…………………33
視力低下(近視)…………149

視力表……………………82
心因性視覚障害
………………14, 46, 108
神経発達症…………18, 108
● せ ●
選好注視法……………17, 34
先天上斜筋麻痺…………143
先天白内障…………117, 131
潜伏眼振……………44, 133
● た ●
第 1 眼位…………………124
代償性頭位異常…………143
第 2 眼位…………………124
● ち ●
知的能力障害……………18
注意欠如多動症…………18
調節性内斜視………133, 136
調節麻痺薬…………30, 96
調和性網膜異常対応
……………………129
直像検眼鏡………………49
● つ ●
追視………………………17
● て ●
デジタルカメラ…………8
手持ち細隙灯顕微鏡検
査………………………50
● と ●
頭位異常……………45, 56
瞳孔間距離………………97
同時視………………73, 125
頭部傾斜試験……………56
ともひき筋………………122
ともむき筋………………122
● な ●
内斜視……………………21
● に ●
乳児内斜視…………58, 132
● の ●
脳腫瘍……………………108
● は ●
バー(棒)プリズム………5
● ひ ●
ひき運動…………………140
非調和性網膜異常対応
……………………129
● ふ ●
複視…………………127, 137
輻湊不全型………………139
プッシュアップ法………141

不同視……………………151
不同視弱視…………21, 106
不等像視…………………152
部分調節性内斜視………136
プリズム…………………5
プリズムおおい試験
……………………65
プリズム交代遮閉試験
……………………67
プリズム遮閉試験………65
プリズム順応検査………71
フレーム…………………97
ブロック(角)プリズム
……………………5, 6
● へ ●
ペナリゼーション………44
● む ●
むき運動…………………140
● め ●
眼鏡………………………152
眼鏡処方…………………93
眼鏡視力…………………45
● も ●
網膜異常対応……………128
網膜芽細胞腫……………131
網膜色素変性症…………108
網膜正常対応……………128
網膜対応…………………128
網膜対応欠如……………128
網膜対応検査……………83
網膜闘争…………………126
網膜二重対応……………128
森実式ドットカード……35
● ゆ ●
融像…………73, 126, 131
● よ ●
抑制…………………126, 137
抑制暗点…………………129
● ら ●
ランドルト環……………38
● り ●
立体視………74, 127, 131
両下眼瞼内反症…………147
両眼開放視力……………44
両眼視……………………125
両眼視機能…………73, 131
療養費の支給対象………101
● れ ●
レチノスコープ
………………22, 49

183

ポイントマスター！
小児眼科・弱視斜視外来ノート

発　行	2016年6月25日　第1版第1刷
	2025年2月1日　第1版第5刷Ⓒ
編　集	浜松医科大学眼科学教室
発行者	青山　智
発行所	株式会社 三輪書店
	〒113-0033　東京都文京区本郷6-17-9
	本郷綱ビル
	TEL 03-3816-7796　FAX 03-3816-7756
	https://www.miwapubl.com
装　丁	NONdesign 小島トシノブ
印刷所	株式会社 新協

本書の内容の無断複写・複製・転載は,著作権・出版権の侵害となることがありますのでご注意ください.

ISBN 978-4-89590-566-4 C 3047

JCOPY ＜出版者著作権管理機構 委託出版物＞
本書の無断複製は著作権法上での例外を除き禁じられています．複製される場合は，そのつど事前に，出版者著作権管理機構（電話 03-5244-5088, FAX 03-5244-5089, e-mail：info@jcopy.or.jp）の許諾を得てください．